Kommentar zum Gebührenverzeichnis der Heilpraktiker für Psychotherapie

I. M. Simon

Wichtige Hinweise

Dieses Buch ist als Ratgeber aus der Praxis für die Praxis konzipiert. Es enthält die Erfahrungen des Autors mit Rechnungsstellung und Erstattungsmöglichkeiten privater Krankenversicherungen bei Heilpraktikerleistungen aus dem Bereich der psychotherapeutischen Behandlung. Die vorgestellten Abrechnungsbeispiele können von Heilpraktikern ebenso verwendet werden wie von Heilpraktikern mit eingeschränkter Zulassung für Psychotherapie. Der Autor arbeitet zum Zeitpunkt der Drucklegung der Erstauflage des Buches mit der Zulassung als Heilpraktiker für Psychotherapie (Heilpraktiker, eingeschränkt auf das Gebiet der Psychotherapie) in seiner Vollerwerbspraxis in Südwestdeutschland. Wir weisen darauf hin, dass jeder Therapeut selbst für das Erstellen einer korrekten Rechnung verantwortlich ist und dass dieser Ratgeber keine Rechtsberatung ersetzen kann. Der Autor gibt keine Garantie für erfolgreiche Erstattungsversuche, sondern versteht den Ratgeber ausschließlich als erfahrungsgeleitete Empfehlungen. Mitverantwortung für Abrechnungen, die auf Grundlage oder unter Hinweis auf diesen Ratgeber angefertigt werden, und daraus sich ergebender Folgen übernimmt der Autor in keinem Fall. Gerichtsurteile, diverse Vertragsgrundlagen verschiedener Versicherungen und weitere individuelle Faktoren beeinflussen die Möglichkeit einer Erstattung oder Teilerstattung erheblich. Daher bleibt jede Abrechnung ein individueller Einzelfall, der als solcher zu betrachten ist und nicht vom Autor generell eingeschätzt werden kann.

Impressum

Erste Auflage
© 2011 - Ingo Michael Simon
Heilpraktiker für Psychotherapie
Alle Rechte liegen beim Autor.
Idee und Konzept: Praxisteam Simon
Kontakt: www.praxissimon.de
Herstellung und Verlag: Books on Demand GmbH, Norderstedt
ISBN: 978-3-8423-5772-3

Vorwort des Autors

Im Jahr vor der Fertigstellung dieses Buches (2010) haben mich viel Lehrgangsteilnehmer/innen gefragt, wann ich wieder einmal ein neues Buch für angehende Heilpraktiker für Psychotherapie schreibe. Ich habe immer geantwortet, dass ich bereits das gesamte Prüfungswissen und hinreichend viele Varianten des Übens und Lernens veröffentlicht habe. Inzwischen gibt es eine Vielzahl weiterer Autoren in diesem Bereich und der Markt dürfte ausreichend bedient sein. Ich habe daher im Jahr 2010 alle Bücher noch einmal überarbeitet und neu auflegen lassen aber keine neuen Bücher geschrieben. Gleichzeitig ist mir aufgefallen, dass Lehrgangsteilnehmer sich zunächst einmal klugerweise auf die amtsärztliche Überprüfung konzentrieren, gegen Ende der Ausbildung aber immer häufiger nach den Modalitäten einer korrekten Abrechnung fragen. Interessanterweise gibt es hierzu nicht wirklich helfende Hinweise. Andere Kommentare zum Gebührenverzeichnis lassen die Psychotherapie meist außer acht oder verweisen auf die schlechte Erstattungssituation mit gleichzeitiger Empfehlung von Sondervereinbarungen mit den Patienten. In den letzten Jahren hat sich allerdings viel getan. Die Konkurrenzsituation der Privatversicherer hat uns einige Vorteile gebracht, sodass Erstattungen unserer Rechnungen für psychotherapeutische Leistungen keine Ausnahme mehr sind. Unabhängig davon sind viele Heilpraktikeranwärter (Psychotherapie) daran interessiert, wie eine korrekte Rechnung geschrieben wird und welche Ziffern für Psychotherapie relevant sind, um auf jeden Fall detaillierte Rechnungen schreiben zu können. Ich möchte Ihnen mit diesem Ratgeber meine Erfahrungen weiter geben und sage Ihnen schon jetzt, dass die meisten privatversicherten oder zusatzversicherten Klienten meiner Praxis zumindest Teilerstattungen von Ihrer Versicherung erhalten. Sie werden sehen, dass das Erstellen der Rechnung gar nicht so schwierig ist.

St. Wendel, im März 2011
Ingo Michael Simon

Inhalt

I. Grundlagen der Leistungs-erbringung und Berechnung

Sieben Irrtümer zur Erstattung der Leistungen eines Heilpraktikers für Psychotherapie

- Psychotherapieleistungen eines Heilpraktikers werden von keiner privaten Krankenversicherung bezahlt.

- Psychotherapie wird nur bezahlt, wenn die Leistungen von einem Heilpraktiker ohne Einschränkung (medizinischer Heilpraktiker) erbracht werden.

- Psychotherapeutische Behandlungen beschränken sich nur auf die Ziffern 19.x im Gebührenverzeichnis der Heilpraktiker (GebüH)

- Hypnose wird grundsätzlich nicht erstattet.

- Ein Heilpraktiker für Psychotherapie verstößt gegen seine Zulassung, wenn er andere Ziffern als 19.x verwendet.

- Besondere Verfahren wie Klopftechniken (MET, EFT), Kinesiologische Behandlungen oder Fantasiereisen sind nicht im Gebührenverzeichnis enthalten bzw. über keine Ziffer darstellbar

- Spirituelle oder esoterische Methoden der Psychotherapie sind nicht erstattungsfähig

Sie werden sehen, dass diese und viele weitere Behauptungen nicht stimmen. Verstehen Sie den Weg und die Methode der Rechnungsstellung und machen Sie Ihre eigenen Erfahrungen ...

Was ist das Gebührenverzeichnis der Heilpraktiker in der Version für Psychotherapie?

Ein gesondertes Gebührenverzeichnis für Heilpraktiker für Psychotherapie gibt es nicht. Wir müssen also auf das GebüH zurückgreifen, das neben den Leistungen der großen Heilpraktiker auch psychotherapeutische Behandlungen und Leistungen beinhaltet. Häufig wird behauptet, dass hierzu ausschließlich die Ziffer 19 zu verwenden sei. Das ist jedoch ein weit verbreiteter Irrtum. Bei den Abrechnungsbeispielen zeige ich Ihnen auch andere Ziffern, die wir zur Berechnung unserer Leistungen verwenden können. Zunächst einmal gilt es festzuhalten, dass wir nicht gezwungen sind, uns an das Gebührenverzeichnis zu halten oder Rechnungen auf dieser Grundlage zu erstellen. Ebenso könnten wir nach einem eigenen Leistungskatalog unserer Praxis, nach dem Gebührenverzeichnis der Ärzte oder Psychotherapeuten oder in freier Form einer Dienstleistungsrechnung unsere Leistungen abrechnen. Es gibt jedoch gute Gründe dafür, unsere Therapieangebote nach dem Gebührenverzeichnis in Rechnung zu stellen.

Klienten, die von ihrer Krankenversicherung eine Erstattung der Kosten beantragen, haben grundsätzlich nur dann eine Chance, wenn das Gebührenverzeichnis der Heilpraktiker die Grundlage darstellt. Vermutlich gibt es auch hiervon Ausnahmen, diese dürften allerdings recht selten vorkommen. Ein weiterer Vorteil besteht darin, dass unsere Rechnungen nachvollziehbar und transparent sind, wenn unsere Leistungen in einem allgemein gültigen Verzeichnis zu finden sind. Das Gesetz verpflichtet uns dazu, den Klienten Rechnungen anzubieten, die unsere therapeutischen Bemühungen detailliert auflisten. Das steht jedem Klienten auch dann zu, wenn er seine Rechnungen nur für sich selbst aufbewahren möchte und nirgendwo zur Erstattung einreicht. Ich empfehle daher, grundsätzlich eine Rechnungsstellung nach dem Gebührenverzeichnis der Heilpraktiker in der Version für Psychotherapie anzubieten, auf Wunsch selbstverständlich auch eine Rechnung ohne Diagnosen und ohne Behandlungsdetails zu schreiben. Denn auch Klienten, die ihre Rechnungen selbst bezahlen, können einen Nachweis über den gezahlten Betrag im Zusammenhang mit Heilpraktikerleistungen gut gebrauchen. Heilpraktikerbehandlungen, und hierzu gehören natürlich auch psychotherapeutische Behandlungen der Heilpraktiker für Psychotherapie, können als Sonderausgaben bei der Einkommensteuererklärung geltend gemacht werden. Das Finanzamt braucht jedoch nur eine gültige Rechnung eines zugelassenen Heilpraktikers und hat sich für Diagnosen oder Behandlungsdetails überhaupt nicht zu interessieren. Ich möchte Ihnen in diesem Buch zeigen, dass es relativ leicht ist, eine detaillierte Rechnung nach dem Gebührenverzeichnis der Heilpraktiker zu schreiben, wenn man einmal verstanden hat, wie der Ablauf grundsätzlich funktioniert.

Welche Rechtsverbindlichkeit hat das GebüH?
Grundsätzlich gilt, dass das GebüH eine Art Empfehlung darstellt. Es handelt sich eigentlich um eine Zusammenstellung durchschnittlicher Honorarforderungen aufgrund einer Umfrage unter Heilpraktikern in den Achtzigerjahren. Damals gab es noch keine Heilpraktiker für Psychotherapie, daher auch kein eigenes Gebührenverzeichnis bzw. nur wenige Ziffern zur Psychotherapie. Wie bereits erwähnt, sind jedoch bei weitem nicht nur die Ziffern für Psychotherapie (19) entscheidend. Wir sind nicht an dieses Verzeichnis gebunden. Grundsätzlich können wir auch nach anderen, wenn wir wollen auch nach einem eigenen Leistungskatalog abrechnen. Private Krankenversicherungen (PKV) und Zusatzversicherungen (ZV) der gesetzlichen Krankenversicherungen (GKV) erstatten Heilpraktikerleistungen jedoch nur ungern, wenn anders abgerechnet wird. Das bringt unseren Klienten schnell Schwierigkeiten, die dann unabhängig vom Ausgang ärgerlich sind. Das GebüH hat jedoch durchaus Gültigkeit, vor allem auch in den angegebenen Honorarsätzen, wenn wir vergessen andere Vereinbarungen mit dem Klienten zu treffen. Wenn wir nicht über unser Honorar aufklären, sind wir per Gesetz an die „üblicherweise zu erwartende" Abrechnung gebunden, das ist dann das GebüH. Vereinbaren Sie daher immer Ihr Honorar vor der Behandlung. Auch dann, wenn Sie sich innerhalb des Rahmens der GebüH bewegen, denn sonst kann der Klient bei Ziffern, die nicht erstattet werden, das Honorar zumindest dann streitig machen, wenn es um eine Ziffer geht, die meistens nicht erstattet wird.

Wie sichere ich mein Honorar grundsätzlich ab?
Schließen Sie mit jedem Klienten einen Vertrag ab. Viele Kollegen verzichten darauf oder berufen sich darauf, dass auch eine mündliche Abmachung gilt. Das stimmt natürlich. Wenn Sie einem Klienten sagen, dass er 80,00 Euro pro Sitzung bezahlen muss,

gilt das als vereinbart. Das Honorar steht Ihnen dann auch zu, unabhängig von dem Gebührenverzeichnis. Im Falle eines Rechtsstreits gilt allerdings die umgekehrte Beweislast. Sie müssen also belegen, dass Sie Ihren Klienten über die Höhe Ihres Honorars aufgeklärt haben! Das geht am leichtesten, wenn der Klient einen Behandlungsvertrag unterzeichnet. Das stört übrigens keinen Klienten. Bislang haben alle meine Klienten ganz selbstverständlich unterschrieben. Einen Mustervertrag finden Sie im Kapitel V - Vorlagen und Muster - des Buches.

Welche Behandlungsmethoden sind erstattungsfähig?
Heilpraktiker für Psychotherapie arbeiten meistens mit alternativen Methoden, also relativ selten mit den so genannten Richtlinienverfahren. So werden solche Methoden genannt, die üblicherweise von den gesetzlichen Krankenversicherungen (GKV) bezahlt werden, wenn sie von einem approbierten Psychotherapeuten durchgeführt werden. Einfach gesagt handelt es sich hierbei um Psychoanalyse, tiefenpsychologische Psychotherapie und Verhaltenstherapie. Inzwischen gibt es eine Vielzahl an Privatversicherungen und Zusatzversicherungen für Heilpraktikerleistungen und ebenso viele unterschiedliche Anforderungskataloge an erstattungsfähigen Therapien. Daher lassen sich keine eindeutigen Empfehlungen geben, welche Therapiemethoden nun erstattungsfähig sind und welche nicht. Wie wir sehen werden, kommt uns das Gebührenverzeichnis hier entgegen, da unter Punkt 19 nicht zwischen verschiedenen Methoden unterschieden wird. Ob sie nun Gesprächstherapie, Kinesiologie oder Quantenheilung betreiben, spielt zunächst keine Rolle, wenn sie mit ihrer Methode psychotherapeutisch arbeiten. Das ist dann Psychotherapie im Sinne des Gesetzes und im Sinne des Gebührenverzeichnisses.

Werden Leistungen eines Heilpraktikers für Psychotherapie überhaupt erstattet?
Ja, durchaus. Häufig wird behauptet, psychotherapeutische Leistungen würden überhaupt nicht erstattet oder aber sie würden dann nicht erstattet, wenn sie von einem Heilpraktiker mit einer eingeschränkten Zulassung erbracht worden sind. Beides ist falsch. Tatsächlich gibt es viele Varianten. Meine persönliche Erfahrung sieht folgendermaßen aus: Manche Versicherungen unterscheiden überhaupt nicht zwischen kleinen und großen Heil-

praktiker sondern fragen nur nach zugelassenen Heilpraktikern. Ich erinnere mich an so manches Telefonat, in dem ich Vertretern der Versicherungen den Unterschied erklärt habe. Viele Versicherungen, auch Zusatzversicherungen der gesetzlichen Krankenkassen bezahlen bereitwillig die Leistungen eines Heilpraktikers für Psychotherapie. Natürlich gibt es in vielen Fällen nur eine Teilerstattung, weil die betreffende Versicherung nur den unteren Betrag des Gebührenverzeichnisses erstattet oder bestimmte Verfahren, beispielsweise Hypnose, nicht erstattet werden. Dennoch erlebe ich es relativ häufig, dass privat versicherte Klienten eine volle Erstattung bekommen. Hin und wieder, das ist dann aber wirklich selten, übernimmt auch eine gesetzliche Krankenversicherung die Kosten einer Therapie. Bei der Vielfalt an Zusatzversicherungen und Privatversicherungen stehen die verschiedenen Anbieter in Konkurrenz zueinander. Immer mehr Menschen legen Wert darauf, auch Heilpraktikerleistungen in Anspruch zu nehmen und entsprechend von ihrer Zusatzversicherung eine Erstattung dafür zu bekommen. Ich beobachte in den letzten Jahren, dass immer mehr Versicherungen entsprechende Verträge oder Zusatzverträge anbieten. Gehen Sie also bitte nicht vorschnell davon aus, dass ihre Leistungen als Heilpraktiker für Psychotherapie nicht bezahlt werden.

Wie rechne ich mit Versicherungen ab?
Überhaupt nicht! Überlassen Sie das Ihren Klienten. Privat versicherte Patienten sind das gewöhnt. Sie erhalten auch von Ärzten ihre Rechnungen direkt und reichen dieses selbst bei Ihrer Versicherung ein. Lassen sie sich immer von ihren Klienten direkt bezahlen, und warten Sie nicht die Erstattung der Versicherung ab. Klären Sie Ihre Klienten von Anfang an über die anfallenden Kosten auf und darüber, dass ihre Leistung auf jeden Fall direkt zu bezahlen ist, unabhängig von einer möglichen Erstattung einer Versicherung. Räumen Sie Ihren Klienten Zeit ein, vor Aufnahme der eigentlichen Therapie entsprechende Klärungen mit der eigenen Versicherungen vorzunehmen.

Welches Honorar ist angemessen?

Die Höhe des Honorars wird vor allen Dingen von Heilpraktiker-anwärtern aber auch häufig von Kollegen diskutiert. Hierzu müssen sie wissen, dass niemand uns vorschreiben kann, wie unser Honorar zu gestalten ist. Sicherlich gibt es Grenzen der Sittlichkeit, die im Zweifelsfall auch juristisch überprüft werden könnten. Das ist jedoch nicht das Problem der Diskussion. Hauptschwierigkeit stellt meistens die Frage dar, inwiefern es zulässig ist, mehr zu verlangen und natürlich mehr abzurechnen als die Gebührenordnung vorgibt. Denken Sie bitte immer daran, dass das Gebührenverzeichnis aus einer Umfrage entstanden ist, seit Jahren nicht angepasst wurde und keine Verbindlichkeit besitzt. Es ist also zulässig, das eigene Honorar höher anzusetzen als der jeweilige Maximalwert des Gebührenverzeichnisses. Wenn Sie sich die angegebenen Beträge anschauen, werden sie schnell merken, dass diese sehr niedrig sind. Zunächst einmal ist das für uns unproblematisch, denn wir können einfach ein höheres Honorar ansetzen. Während das Gebührenverzeichnis für eine psychotherapeutische Sitzung mit der Ziffer 19.2 maximal 46 Euro vorgibt, können sie natürlich in Ihre Rechnung diese Gebührenziffer schreiben und als Betrag 70 Euro dahinter setzen. Problematisch ist es nur dann, wenn ihr Klient diese Rechnung bei seiner privaten Krankenversicherung abgibt und diese ihm dann erklärt, dass sie das Honorar nicht erstattet beziehungsweise nur innerhalb des Rahmens der Gebührenordnung. Manche Versicherungen gehen sogar an die Untergrenze der Gebührenordnung und erstatten dann bestenfalls 26 Euro für diese Sitzung. Ich schlage Ihnen daher vor, nach Möglichkeit innerhalb des vorgegebenen Rahmens zu bleiben, dabei selbstverständlich an die Obergrenze heranzugehen, diese jedoch nicht zu überschreiten. Je nach Ausgestaltung ihres Honorars wird das vielleicht nicht möglich sein. Ich werde Ihnen zeigen, dass sie ohne weiteres ein durchschnittliches Sitzungshonorar von bis zu 80 Euro innerhalb des Rahmens der Gebührenordnung abrechnen können. Das hängt natürlich sehr von den Methoden ab, die sie benutzen. Die Beispielrechnungen in diesem Buch geben ihnen viele Hinweise und zeigen ihnen viele Kombinationsmöglichkeiten, die sie auf ihre Bedürfnisse anpassen können.

Was mache ich, wenn sich die Höhe meines Honorars nicht innerhalb des Rahmens der GebüH darstellen lässt?

Vereinbaren Sie Ihr Honorar bitte grundsätzlich schriftlich mit Ihren Klienten. Berechnen Sie dann für die einzelnen Gebührenziffern mehr als in der GebüH steht. Die Rechnung ist selbstverständlich gültig. Sie müssen Ihre Klienten allerdings darüber aufklären und im Zweifelsfall belegen können, dass Sie das getan haben. Klienten haben keine Schwierigkeiten damit, eine Honorarvereinbarung zu unterschreiben. Das fällt meistens jedoch unerfahrenen Heilpraktikern für Psychotherapie schwer. Denken Sie bitte daran, zwischen Vertragsangelegenheiten und Therapie zu unterscheiden und sichern Sie sich ab.

Muss ich zwei Rechnungen schreiben, wenn mein Honorar höher als die Vorgaben der GebüH liegt?

Das wird manchmal behauptet oder vorgeschlagen. Tatsächlich gibt es keinerlei Anlass dazu. Viele Kollegen schreiben dann eine Rechnung nach GebüH und für den verbleibenden Betrag eine zusätzliche Rechnung. Das ist unnötiger Verwaltungsaufwand und hat keinen Vorteil für den Klienten. Die Versicherungen erstatten nach ihren Vorgaben bzw. nach dem Vertrag mit der versicherten Person. Der Rest ist vom Klienten zu zahlen. Für Sie macht das keinen Unterschied. Sie erhalten Ihre Zahlung vom Klienten und dieser lässt sich einen Teilbetrag erstatten.

Wie gestalte ich einen klugen Zahlungsverkehr?

Es gibt gute Computerprogramme, die ihnen helfen, ihre Klienten zu verwalten, Diagnosen und Therapieverläufe zu dokumentieren und Rechnungen zu erstellen. Häufig sind diese Programme mit Abrechnungsstellen verbunden, die das Erstellen einer korrekten Rechnung und den Zahlungsablauf mit den Klienten übernehmen. Wenn sie bisher so gearbeitet haben, dass sie am Ende der Therapie eine Rechnung schreiben, die der Klient dann per Überweisung bezahlt, kann es Vorteile haben, diesen Zahlungsablauf von einer Abrechnungsstelle vornehmen zu lassen. In der Regel erhalten sie dann sofort ihr Geld, noch bevor der Klient den Betrag an die Abrechnungsstelle überwiesen hat. Problematisch kann es nur dann werden, wenn ein Klient seine Rechnungen nicht bezahlt. In diesem Fall gibt es meist Rückberechnungen der Abrechnungsstellen. Die Chance, das Geld von einem zahlungsunwilligen

Klientin doch noch zu bekommen, ist natürlich deutlich höher, wenn der Zahlungsablauf von einer Abrechnungsstelle vorgenommen wird. Ein routiniertes Mahnwesen und Inkassosystem ist meist wirksamer als ein Anruf oder Brief des Heilpraktikers, der auf sein Geld wartet.

Solchen Schwierigkeiten können sie ganz leicht entgehen, indem sie ihr Therapiehonorar grundsätzlich und immer in bar kassieren. In der Regel ist es so, dass sie ihren Klienten genau sagen können, was eine Sitzung kostet. Die meisten Heilpraktiker für Psychotherapie haben ein festgelegtes Sitzungshonorar, unabhängig von den tatsächlichen Leistungen während der Sitzung. Möglicherweise gibt es auch verschiedene Angebote mit unterschiedlichem Honorarsatz. Doch auch in diesem Fall weiß der Therapeut meistens vorher, wie hoch das Honorar für diese Sitzung ist. In diesem Punkt unterscheiden wir uns von vielen großen Heilpraktikern, die natürlich oft erst im Verlauf der Sitzung entscheiden können, welche Materialien und Behandlungen zum Einsatz kommen. Ich empfehle Ihnen, Ihr Sitzungshonorar klar zu definieren. Das ist einfacher für sie und auch für ihre Klientin. Nach der Sitzung müssen Sie dann nicht überlegen oder ausrechnen, wie hoch der Betrag ihrer Leistungen ist. Die Kunst besteht dann eher darin, ihr Honorar über die richtigen Ziffern der Gebührenordnung darzustellen. Das können sie jedoch für ihre Leistungen und Angebote vorbereiten. Die Inhalte ihrer Sitzung werden ständig verschieden sein, die Methoden und Abläufe aber wiederholen sich. Kassieren sie das vereinbarte Honorar unmittelbar im Anschluss an die therapeutische Sitzung! Das ist branchenüblich und überrascht keinen Klienten. Außerdem verhindert es Honorarausfälle. Möglicherweise ärgert sich ein Klient dann später, weil seine Versicherung ihm nur wenig oder auch gar nichts erstattet. Dann bleibt er leider auf den Kosten sitzen.

Ich bespreche das grundsätzlich mit allen meinen Klienten und weise noch vor der ersten Sitzung bei der Terminvereinbarung darauf hin, dass sie die Therapie möglicherweise selbst bezahlen müssen. Noch nie hat sich jemand bei mir darüber beklagt, eine zu geringe oder keine Erstattung bekommen zu haben. Geärgert haben sich Privatversicherte meiner Praxis allenfalls über die Modalitäten ihrer Versicherung.

Verliere ich Klienten, weil meine Therapien oder die Höhe meines Honorars von Versicherungen abgelehnt werden?

Hier sollten Sie sich keine allzu großen Sorgen machen. Ich gebe Ihnen natürlich nur meine persönliche Erfahrung weiter, wenn ich Ihnen sage, dass etwa 1 Prozent meiner privatversicherten Klienten vor Beginn einer Therapie eine Kostenerstattung abklären. Alle anderen beginnen mit der Therapie und lassen es auf eine Erstattung oder Ablehnung ankommen. Und mit dieser Erfahrung bin ich kein Einzelfall. Das mag sehr spezifisch für Psychotherapie sein. Nur wenige Menschen möchten vorher mit der eigenen Versicherung über die Notwendigkeit einer Psychotherapie verhandeln. Denken Sie bitte auch daran, dass die Mehrheit Ihrer Klienten vermutlich in der GKV versichert sein wird und auch aus der eigenen Tasche bezahlt. Viele Heilpraktiker für Psychotherapie, die erstmalig eine Praxis eröffnen, glauben, dass nur sehr wohlhabende oder eben privat versicherte Menschen sich eine Psychotherapie bei einem Heilpraktiker leisten. Das stimmt nicht einmal annähernd. Die meisten Klienten sind in der GKV versichert, meistens ohne Zusatzversicherung für Heilpraktikerleistungen. Normalverdiener, auch allein erziehende und Menschen mit geringen Einkommen gönnen sich häufig Therapie bei einem Heilpraktiker für Psychotherapie, wenn die Therapiedauer überschaubar ist und der Fortschritt sich einstellt.

II. Gebührenverzeichnis für Heilpraktiker (GebüH) in der Version für Psychotherapie

Gebührenverzeichnis für Heilpraktiker (GebüH)
Version für Heilpraktiker für Psychotherapie

1-8 Allgemeine Leistungen

1. **Für die eingehende, das gewöhnliche Maß übersteigende Untersuchung (12,30 - 20,50 €)**

   Mit dieser Ziffer kann die Erstuntersuchung oder Befragung des Patienten abgerechnet werden. Ich empfehle jedoch, für den Erstkontakt die Ziffer 19.5 zu verwenden, da die psychologische Exploration in der Psychotherapie der Erstuntersuchung entspricht und einen größeren Spielraum in der Honorargestaltung gibt. Wenn Sie diese Ziffer dennoch für die Erstuntersuchung verwenden möchten, empfehle ich gleichzeitig die Ziffer 4 zu verwenden, um ein höheres Honorar innerhalb des Rahmens der GebüH darzustellen.

3. **Kurze Information, auch mittels Fernsprecher, oder Ausstellung einer Wiederholungsverordnung, als einzige Leistung pro Inanspruchnahme des Heilpraktikers (bis 4,50 €)**

   Beachten Sie bitte, dass diese Leistung nur als Einzelleistung erstattet wird. Wenn Sie also am 23. Februar mit einem Patienten telefonieren oder ihm ein Rezept ausstellen, können Sie nicht gleichzeitig noch andere Behandlungen abrechnen. Verwenden Sie diese Ziffer also nur, wenn Sie tatsächlich nichts anderes gemacht haben oder verzichten Sie auf die Abrechnung dieser Leistung.

4. **Eingehende Beratung, die das gewöhnliche Maß übersteigt, mindestens 15 Minuten Dauer, gegebenenfalls einschließlich einer Untersuchung (16,40 - 22,00 €)**

   Eine Leistung nach Ziffer 4 wird meist nur als alleinige Leistung oder in Verbindung mit Ziffer 1 von der privaten Krankenversicherung erstattet. Sie dürfen diese Ziffer verwenden, es bringt Ihnen allerdings kaum Vorteile. Eine Beratungssitzung im Zusammenhang mit Ihren Behandlungen gilt als Psychotherapie und kann daher unter Ziffer 19.2 oder 19.5 mit bis zu 46,00 € in Rechnung gestellt werden. Eine Kombination aus 1 und 4 ergibt maximal 42,50 €.

5. Beratung, auch mittels Fernsprecher, gegebenenfalls einschließlich kurzer Untersuchung (8,20 - 20,50 €)

Eine Leistung nach Ziffer 5 wird in der Regel nur einmal pro Behandlungsfall neben einer anderen Leistung von der privaten Krankenversicherung erstattet. Hier gilt das Gleiche wie bei Ziffer 4. Abrechnung über eine Ziffer aus dem bereich 19 (Psychotherapie) gibt mehr Spielraum.

6. Für die gleichen Leistungen wie unter 5, jedoch außerhalb der normalen Sprechzeit (17,00 - 24,50 €)

7. Für die gleichen Leistungen wie unter 5, jedoch bei Nacht zwischen 20 und 7 Uhr (19,50 - 28,50 €)

8. Für die gleichen Leistungen wie unter 5, jedoch sonn- und feiertags (15,40 - 27,00 €)

Als allgemeine Sprechstunde gilt die durch Aushang festgesetzte Zeit, selbst wenn sie nach 20 Uhr festgesetzt ist. Eine Berechnung des Honorars nach Ziffer 6 bis 8 kann also nur dann erfolgen, wenn die Beratung außerhalb der festgesetzten Zeiten stattfand und der Patient nicht schon vor Ablauf derselben im Wartezimmer anwesend war. Ebenso können für Sonn- und Feiertage nicht die dafür vorgesehenen erhöhten Honorare zur Berechnung kommen, wenn der Heilpraktiker gewohnheitsmäßig an Sonn- und Feiertagen Sprechstunden hält.

9. Hausbesuch einschließlich Beratung

9.1 bei Tag (21,50 - 29,50 €)

9.2 in dringenden Fällen (Eilbesuch, sofort ausgeführt) (24,00 - 32,00 €)

9.3 bei Nacht und an Sonn- und Feiertagen (27,50 - 36,50 €)

Bei einem Hausbesuch entstehen Ihnen höhere Auslagen bzw. Honorarausfälle, weil Sie durch die Wegstrecke Zeit verlieren. Möglicherweise müssen Sie auch Materialien, die Sie zur Therapie verwenden, mitführen. Daher können Sie im Falle eines Hausbesuchs die Ziffer 9 zusätzlich zu Ihrer Leistung in Rechnung stellen. Beachten Sie aber, dass Beratung bereits in die Ziffer 9 eingeschlossen ist.

10. Nebengebühren für Hausbesuche

Wenn der Heilpraktiker außerhalb seiner Praxis tätig sein muss, so hat er Anspruch auf Entschädigung für den Zeitaufwand während seiner Abwesenheit oder für den zurückgelegten Weg. Liegt der Ort der Behandlung bis zu 2 Kilometer von der Praxis entfernt, dann beträgt das Wegegeld:

10.1 für jede angefangene Stunde bei Tag (bis 5,50 €)

10.2 für jede angefangene Stunde bei Nacht (bis 10,50 €)

Das Wegegeld wird ersetzt bei einer Entfernung von 2 bis 25 Kilometern:

10.3 durch Erstattung der Auslagen für öffentliche Verkehrsmittel

10.4 durch besondere Vereinbarung mit dem Patienten, wie Gestellung eines Transportmittels. Hierbei besteht nur Anspruch auf Vergütung der Zeitversäumnis. Bei Benutzung des eigenen Fahrzeuges für den zurückgelegten Kilometer:

10.5 bei Tag (bis 1,25 €)

10.6 bei Nacht (bis 2,50 €)

10.7 Handelt es sich um einen Fernbesuch von über 25 km Entfernung zwischen Praxis- und Besuchsort, so können pro Kilometer an Reisekosten in Anrechnung gebracht werden (bis 0,25 €)

10.8 Handelt es sich bei einem Krankenbesuch um eine Reise, welche länger als 6 Stunden dauert, so kann der Heilpraktiker anstelle des Wegegeldes die tatsächlich entstandenen Reisekosten in Anrechnung bringen und außerdem für den Zeitaufwand 10,50

bis 20,50 € pro Stunde Reisezeit berechnen. Der Patient ist hiervon in Kenntnis zu setzen.

11. Schriftliche Auslassungen und Krankheitsbescheinigungen

11.1 Kurze Krankheitsbescheingung oder Brief im Interesse des Patienten (3,60 - 15,50 €)

11.2 Ausführlicher Krankheitsbericht oder Gutachten (DIN A4 engzeilig maschinengeschrieben, 10,30 - 20,50 €)

Die Ziffern 11.1 und 11.2 dürfen abgerechnet werden, kann jedoch ebenso über 19.4 (Psychotherapeutisches Gutachten) dargestellt werden. Ich empfehle die Abrechnung über 19.4, da die meisten Versicherer erwarten, dass wir Ziffern aus dem Bereich 19 verwenden, wenn es möglich ist und unsere Arbeit treffend beschreibt. Den Begriff Gutachten dürfen Sie hier nicht zu hoch ansetzen, im Sinne eines psychiatrisch-pathologischen Gutachtens, das für Gerichtsurteile zugrunde gelegt wird. Jede Äußerung über den Zustand des Patienten gilt im Sinne des GebüH als Gutachten. Ziffer 11.2 erlaubt natürlich einen höheren erstattungsfähigen Honorarsatz. Daran stören sich dann aber viele Versicherungen und erstatten nach 19.4

16. Bioenergetische Verfahren (psychotherapeutisch)

16.3 Bioelektrische Funktionsdiagnostik (15,50 - 41,00 €)

16.4 Hautwiderstandsmessungen (5,20 - 26,00 €)

Art und Ziel der Untersuchung sind anzugeben. Es ist ferner darauf zu achten, dass es tatsächlich um psychotherapeutische Diagnostik geht. Bioresonanzgeräte oder Hautwiderstandsmessungen müssen also Auskunft über Stressfaktoren oder emotionale Belastungen geben, nicht über Organanfälligkeiten oder organische Krankheiten. Es ist beispielsweise nicht gestattet, Verdauungsbeschwerden mit Hilfe einer Funktionsdiagnostik zu bestätigen und dann auf die psychosomatische Ursache hinzuweisen. Diagnostik organischer Erkrankungen ist nicht Sache des Heilpraktikers für Psychotherapie.

18. Heilmagnetische Behandlungen

18.1 Einfache Heilmagnetische Spezialbehandlungen, soweit sie nicht das gewöhnliche Maß einer Behandlung in zeitlicher Hinsicht übersteigen (5,50 - 10,50 €)

18.2 Heilmagnetische Spezialbehandlungen, soweit sie in zeitlicher Hinsicht das gewöhnliche Maß überschreiten (8,00 bis 26,00 €)

Heilmagnetische Behandlungen (Handauflegen) ist durch neuere Gerichtsurteile der Heilkunde der großen Heilpraktiker zugeordnet worden. Allerdings geht es dabei um das Auflegen der Hände bei körperlichen Erkrankungen. Diese dürfen so nicht von Heilpraktikern für Psychotherapie behandelt werden, auch nicht mit dem Hinweis auf die Behandlung der seelischen Anteile oder der psychischen Ursachen der Erkrankung. Das Auflegen der Hände ist eine energetische Heilmethode, die jedoch nicht der Definition der Psychotherapie entspricht. Zur Einleitung oder Vertiefung von Entspannungszuständen (Mesmertechniken) sowie das Auflegen der Hände am Kopf zur Behandlung von Angst oder Verstimmungen oder anderer psychischer Zustände ist Psychotherapie im Sinne des Gesetzes und darf gemacht werden. Die Behandlungsmethode sollte offen gelegt und glaubhaft dargestellt werden.

19. Psychotherapie

19.1 Psychotherapie, 30 Minuten Dauer (15,50 bis 26,00 €)

Das GebüH unterscheidet nicht nach einzelnen psychotherapeutischen Methoden. Sie brauchen also nicht zu erläutern, wie Sie arbeiten. Eine Sitzung von einer Dauer von bis zu 30 Minuten können Sie also unabhängig vom tatsächlichen verlauf und von den Inhalten mit dieser Ziffer abrechnen. Selbstverständlich dürfen Sie jedoch weitere Leistungen gleichzeitig abrechnen, allerdings nicht: Ziffern 1-5; 19.2 oder 19.3. keine Versicherung erstattet einen Termin, bei dem Sie eine Psychotherapie nach 19.1 und eine nach 19.2 abrechnen, auch dann nicht, wenn die Dauer Ihrer Sitzung dieser Abrechnung entsprechen würde.

19.2 Psychotherapie, 50-90 Minuten Dauer (26,- bis 46,00)

Für diese Ziffer gilt das Gleiche wie für Ziffer 19.2. Sicherlich ist Ihnen aufgefallen, dass eine Sitzung von 45 Minuten Dauer nicht vorkommt, da es nur die Varianten bis 30 Minuten oder 50-90 Minuten gibt. Ich löse das folgendermaßen auf meinen Rechnungen und habe noch keine Rückfragen einer Versicherung erhalten:

19.1 Psychotherapie bis 30 Minuten …
19.2 Psychotherapie bis 60 Minuten …

Das entspricht dann den Vorgaben des GebüH und deckt alle Zeitspannen ab. Den Wortlaut des GebüH dürfen Sie verändern, wenn der Sinn erhalten bleibt.

19.3 Ausstellung eines psychodiagnostischen Befundes (15,50 bis 38,50 €)

Diese Ziffer ist ein geeignetes Hilfsmittel zur Darstellung eines Honorars, das über den 46,00 € der Therapiesitzung liegt. Einen Befund müssen Sie für jeden Patienten erstellen. Sie brauchen diesen in der Regel nicht an die Versicherung zu übergeben. 19.3 wird in der Regel nicht erstattet, wenn in der gleichen Sitzung 19.1 oder 19.2 in Rechnung gestellt werden. Kombinieren Sie also die Befunderstellung besser mit der Exploration 19.5

19.4 Psychotherapeutisches Gutachten je zweizeiliger Schreibmaschinenseite (bis 15,50 €)

Was hier Gutachten heißt, ist eine Krankschreibung oder zumindest eine Bestätigung des Krankheitszustandes. Verwechseln Sie das bitte nicht mit gerichtlichen Gutachten.

19.5 Psychol. Exploration mit eingehender Beratung (15,50 bis 46,00 €)

19.5 beschreibt die Anamnese. Natürlich kann grundsätzlich auch Ziffer 1 in Anrechnung gebracht werden. Wir untersuchen ja auch, allerdings mit psychotherapeutischen Methoden (Befragung, Beobachtung). Die Ziffer 19.5 ist günstiger, weil sie mehr Spielraum in der Honorargestaltung gibt.

19.6 Anwendung und Auswertung von Testverfahren (TAT, Rohrschach, usw.) (15,50 bis 38,50 €)

Es gibt ganz unterschiedliche Einschätzungen, was als zuge-
lassener Test gilt. Grundsätzlich entscheiden Sie selbst, was
und wie Sie testen. Denken Sie immer daran, dass es einer-
seits Bedeutung hat, ob der Klient eine Erstattung bekommt
oder nicht, dass aber keine Versicherung festzulegen hat, ob
Ihr Test ein Test ist. Ich rechne auch kinesiologische oder
ideomotorische Tests unter dieser Ziffer ab. Viele Versicherer bezahlen das, andere lehnen es ab.

19.7 Behandlung von Störungen der Sprechorgane je Sitzung (10,50 bis 31,00 €)

Hier geht es um Artikulationstraining bei Stottern, Poltern
oder bei Artikulationsstörungen sowie expressiven oder re-
zeptiven Sprachstörungen.

19.8 Behandlung einer Einzelperson durch Hypnose (15,50 bis 26,00 €)

Arbeit mit klassischen oder modernen Hypnosen sowie jede
Form von Trancearbeit kann mit dieser Ziffer benannt werden. Hierzu gehören auch Fantasiereisen, die in Trance
durchgeführt werden. Fantasiereise klingt nur so „unthera-
peutisch" und könnte Rückfragen provozieren. Fachlich ist es
jedenfalls korrekt, Fantasiereisen (Bilderreisen, Trancerei-
sen, Imaginationstechniken) als Hypnose anzusehen. Natürlich kann diese Ziffer sehr gut mit 19.1 oder 19.2 kombiniert
werden. Vor- und Nachgespräch sind Psychotherapie und
Hypnose eine besondere Anwendung innerhalb der Therapie.

20. Atemtherapie, Massagen (psychotherapeutisch)

20.1 Atemtherapeutische Behandlungsverfahren (13,00 - 31,00 €)

Holotropes Atmen, aber auch andere Atemtechniken, die zur
Entspannung oder Trance führen, Stress reduzieren oder zur
emotionalen Kontrolle beitragen, können mit dieser Ziffer
abgerechnet werden.

20.4 Teilmassage (einzelne Körperteile) (5,50 bis 10,50 €)

Massagen gehören entweder in den somatischen Bereich und damit zu den großen Heilpraktikern oder aber es handelt sich um Massagen, die der Entspannung dienen. Dann handelt es sich entweder um Wellnessanwendungen oder um ergänzende Anwendungen der Psychotherapie. Arbeit mit Klangschalen könnte beispielsweise unter diese Ziffer fallen.

20.5 Großmassage (10,50 bis 18,00 €)

Großflächige oder Ganzkörperanwendungen mit Aromen und/oder Klangschalen werden hier abgerechnet. Beachten Sie außerdem die Hinweise zu 20.4

21. Akupunktur (als Akupressur, psychotherapeutisch)

21.1 Akupunktur/Akupressur (10,30 - 26,00 €)

Klopfakupressur wird hier abgerechnet. Diese Methode ist Heilpraktikern für Psychotherapie erlaubt. Sie ist zwar im Prinzip eine somatische Behandlung, jedoch nicht invasiv. Und diese Behandlung zielt auf emotionale Veränderung, nicht auf körperliche Gesundung. Die Gebührenordnung hat keine Ziffer für Klopftechniken. Daher wird die Ziffer für Akupunktur verwandt. Schreiben Sie aber in die Rechnung 21.1 Klopfakupressur, damit klar ist, was gemacht wurde.

39. Elektro-physikalische Heilmethoden (nur zu psychotherapeutischen Zwecken)

39.1 einfache oder örtliche Lichtbestrahlungen (5,50 - 8,00 €)

Bestrahlung mit Licht kennen wir in der Psychotherapie vor allem von der Behandlung der SAD. Im heilkundlichen Bereich bleibt die Lichtbestrahlung nicht darauf begrenzt. Wir wissen, dass Stimmungsveränderungen nicht nur mit weißem Licht, sondern auch über Farblicht möglich ist. Farbtherapien, die mit Lichtbestrahlungen arbeiten, können also auch hier abgerechnet werden. Das mögen jedoch nur wenige Versicherungen. Bestrahlungen werden nur selten erstattet.

39.2 Ganzbestrahlungen (7,70 bis 10,50 €)

Hier geht es dann um die Bestrahlung des ganzen Körpers. Es bleibt wohl Sache der Argumentation, um darzustellen, dass eine solche Behandlung sinnvoll ist.

Wichtige Anmerkungen zur GebüH (Psychotherapie)

- Pro Sitzung können mehrere Leistungen nebeneinander abgerechnet werden. Bei den Kommentaren zu den einzelnen Ziffern habe ich angegeben, in welchen Fällen es Konflikte mit den Versicherern geben kann.
- Versicherungen entscheiden nicht darüber, welche Therapien zulässig oder angebracht sind, auch nicht, welche Therapieformen wir benutzen dürfen und welche dem großen Heilpraktiker vorbehalten sind. Sie entscheiden nur, was sie erstatten! Wenn also Versicherungen oder Beihilfestellen sagen, dass zwei bestimmte Ziffern (beispielsweise 19.1 und 19.5) nicht nebeneinander berechenbar sind, so ist das eine Stellungnahme der eigenen Auslegung und keine gesetzliche Vorgabe!
- Alles, was wir an Therapiemethoden anbieten, ist letztenendes Psychotherapie. Wir müssen keine genauen Verfahren angeben.
- Wir dürfen nur das angeben, was tatsächlich, zumindest kurz gemacht wurde.
- Für Leistungen, die nicht im GebüH enthalten sind, können zusätzliche Nummern eingeführt werden oder die Leistung wird in freier Beschreibung dargestellt.
- Rechnungen, die bei Versicherungen eingereicht werden, müssen eine Diagnose enthalten, sonst wird nichts erstattet. Klären Sie Ihre Klienten darüber auf.
- Rechnungen, die beim Finanzamt mit der Einkommensteuer abgegeben werden, benötigen keine Diagnose und keine Details zur Therapie. Hier genügt in der Regel eine Summe.
- Eine schriftliche Vereinbarung mit dem Klienten über das zu zahlende Honorar ist notwendig, um spätere Streitereien um die Höhe zu vermeiden.

III. Formelle Anforderungen an die korrekte Rechnung

Die Erstellung der Rechnung nach GebüH

Jede Rechnung muss korrekt und sowohl für Patienten als auch für mögliche Kostenträger übersichtlich und nachvollziehbar sein. Folgende Angaben gehören daher unbedingt zur Rechnung:

1. **Vorname, Nachname des Heilpraktiker für Psychotherapie mit vollständiger Anschrift**
2. **Vorname, Nachname des Patienten mit vollständiger Anschrift**
3. **Fortlaufende Rechnungsnummer**
4. **Vollständige Diagnose**
5. **Alle Einzelleistungen mit der entsprechenden Ziffer der GebüH**
6. **Jeder Einzelbetrag der Einzelleistungen**
7. **Jeder Leistungskomplex mit Datum**

Wichtige Anmerkungen zur Rechnung

- Diagnosen sollten immer nach dem in Deutschland gültigen Klassifikationssystem ICD-10 (Teil F) angegeben werden. Hierzu gibt es keine gesetzliche Verpflichtung, die Notwendigkeit ergibt sich jedoch aus der geforderten Nachvollziehbarkeit. Nur die in der ICD-10 beschriebenen Diagnosen sind vergleichbar. Ich empfehle zusätzlich die Verwendung der Buchstaben G - V - Z - A, um die Sicherheit und Bedeutung der Diagnose zu unterstreichen. Ihre Therapie sollte sich idealerweise auf eine Diagnose mit der Codierung G (Bsp.: F40.1 G) beziehen.

  G = Gesicherte Diagnose
  V = Verdachtsdiagnose
  Z = Zustand nach
  A = Ausgeschlossene Diagnose

Verwenden Sie G, wenn Sie sich Ihrer Diagnose sicher sind. Das ist in der Regel der Fall, denn nur dann können Sie die Therapie planen und zielgerichtet durchführen. Verwenden Sie V für Diagnosen, die Sie nicht abschließend stellen können, beispielsweise Depression. Solche

Verdachtsdiagnosen müssen zunächst von einem Arzt (Psychiater) abgeklärt werden, erst dann kann entschieden werden, wer mit welchen Mitteln behandeln kann. Der Buchstabe V ist daher eher für Befunde, Gutachten oder Briefe geeignet, nicht zum Begründen einer Therapie auf der Rechnung. Verwenden Sie Z, wenn der eigentlich diagnostizierte Zustand bereits vorüber ist, eine nachsorgende Psychotherapie jedoch angezeigt ist. Dieser Buchstabe kann beispielsweise für die Behandlung eines schwer depressiven Patienten oder eines Schizophrenen während der Rezidivprophylaxe benutzt werden. Solche Behandlungen dürfen Sie durchführen, Abrechnung mit Privatversicherungen erfordert keine Diagnose mit der Codierung G. Die gibt es ja auch nicht, sofern nicht noch weitere Probleme vorliegen. Der Buchstabe A bezeichnet schließlich ausgeschlossene Diagnosen als Hinweis darauf, welche Störung nicht infrage kommt. Für die Rechnung spielt dieser Buchstabe keine Rolle. In Befunden, Stellungnahmen (Gutachten) oder Briefen an andere Therapeuten kann dieser Buchstabe relevant sein.

- Findet sich in der GebüH keine passende Ziffer, so kann eine benutzt werden, die der Leistung ähnlich ist und ein **a** an die Ziffer angehängt werden. Das nennt man dann Analogabrechnung. Ist auch das nicht möglich, so kann eine Leistung entweder mit Ziffern aus dem Gebührenverzeichnis für Psychotherapeuten oder Ärzte aufgelistet werden oder einfach, indem die Leistung ohne Ziffer beschrieben wird.

- Wenn Sie Ihre Techniken ganz genau angeben möchten, können Sie auch Unterpunkte zu einzelnen Ziffern einführen, beispielsweise 19.2 (1) Gesprächstherapie, 19.2 (2) Gestalttherapie. Hierzu sind Sie nicht verpflichtet. Wenn Sie es jedoch bevorzugen, sollten Sie dem Patienten ein Infoblatt mit Erläuterungen mitgeben, das er an seine Versicherung weiter reichen kann.

Name und Anschrift
des Klienten

Rechnung Nr. *238*   Datum: *24.02.2012*

Patient/in: *Name des Klienten*
Diagnose/n: *Diagnose nach ICD-10*

Für meine Leistungen erlaube ich mir wie folgt zu berechnen:

Datum	GebüH	Leistungsbeschreibung	Anzahl	Honorar	Gesamt
10.01.	19.3	Psychotherapeutischer Befund	1,00	34,00	34,00
	19.5	Psychologische Exploration	1,00	46,00	46,00
24.01.	19.2	Psychotherapie, 50 Min. Dauer	1,00	46,00	46,00
	19.8	Heilhypnose, bis 20 Min Dauer	1,00	26,00	26,00
	200	Tonaufnahme (CD, bis 20 Min)	1,00	8,00	8,00
31.01.	19.2	Psychotherapie, 50 Min. Dauer	1,00	46,00	46,00
	19.8	Heilhypnose, bis 20 Min Dauer	1,00	26,00	26,00
	18.2	Heilmagnetische Tranceinduktion	1,00	8,00	8,00
07.02.	19.2	Psychotherapie, 50 Min. Dauer	1,00	46,00	46,00
	19.8	Heilhypnose, bis 20 Min Dauer	1,00	26,00	26,00
	200	Tonaufnahme (CD, bis 20 Min)	1,00	8,00	8,00
14.02.	19.2	Psychotherapie, 50 Min. Dauer	1,00	46,00	46,00
	19.8	Heilhypnose, bis 20 Min Dauer	1,00	26,00	26,00
	18.2	Heilmagnetische Tranceinduktion	1,00	8,00	8,00
24.02.	19.2	Psychotherapie, 50 Min. Dauer	1,00	46,00	46,00
	19.8	Heilhypnose, bis 20 Min Dauer	1,00	26,00	26,00
	200	Tonaufnahme (CD, bis 20 Min)	1,00	8,00	8,00

Gesamt € 480,00

Die berechneten Leistungen wurden zum Zweck der Feststellung, Behandlung oder Rückfallvorbeugung psychischer Leiden gem. ICD-10 erbracht und sind als heilkundliche Tätigkeiten von der Umsatzsteuer befreit. Höhe und Zahlungsbedingungen der Honorare wurden vor Beginn mit dem Patienten vereinbart. Die aufgeführten Leistungen wurden im Zuge der Behandlung in bar bezahlt.

IV. Abrechnungsbeispiele mit Kommentar

Beispiele für Rechnungen nach GebüH (Psychotherapie)

Um die praktische Anwendung der Gebührenordnung besser nachvollziehen zu können, sind in diesem Kapitel einige Beispiele für das Berechnen von Sitzungen abgedruckt.

Beispiel 1: Erstsitzung (Anamnese)

Ziffer	Beschreibung	Honorar
19.5	Psychologische Exploration	46,00
19.3	Befunderstellung	38,50
		84,50

Einen Befund müssen Sie genau genommen immer erstellen, zumindest für Ihre Diagnostik und Ihre Dokumentation. Es kommt nicht darauf an, den Befund irgendwo vorzulegen.

Beispiel 2: Hypnotherapeutische Sitzung

Ziffer	Beschreibung	Honorar
19.2	Psychotherapie	46,00
19.8	Behandlung mit Hypnose	26,00
		72,00

Psychotherapie machen wir immer! Wir dürfen ja gar nichts anderes, außer natürlich beraten. Daher dürfen wir immer Psychotherapie angeben. Die Sitzung besteht ja nicht nur aus Hypnose, sondern aus einem Vor- und einem Nachgespräch. Das ist Psychotherapie. Es gibt einige Versicherungen, die Hypnose nicht erstatten. Es entspricht auch den Vorgaben der wahrheitsgemäßen Rechnung, nur Psychotherapie aufzuschreiben und dann ein entsprechend hohes Honorar. Der Klient bekommt dennoch nur den bei seiner Versicherung üblichen Satz für die Psychotherapie. Seien Sie daher mutig und schreiben Sie die Hypnose auf. Mit etwas Glück erkennt die Versicherung, dass das Ihre Behandlungsmethode ist und erstattet doch einen Teil - Ich behaupte das, weil ich weiß, dass es schon häufig so war. Einigen Klienten wurde gesagt, dass Hypnose nicht bezahlt würde. Nach Einreichung meiner Rechnungen kam es dann zu Rückfragen, warum so häufig hypnotisiert wurde. Es hat sich in nicht gerade wenigen Fällen geklärt, dass Versicherungen dann erstattet haben, wenn Sie erkannt haben, dass die Hypnose keine Wellnessbehandlung war, sondern Bestandteil einer zusammenhängenden Therapie.

Beispiel 3:   Kinesiologische Sitzung

Ziffer	Beschreibung	Honorar
19.2	Psychotherapie	46,00
19.6	Anwendung von Testverfahren	38,50
		84,50

Lasen Sie sich nicht beirren. Kinesiologische Tests sind auch Testverfahren. Meistens wünschen Versicherer Angaben zu den Testverfahren. Meine Empfehlung: Probieren Sie es einmal ohne nähere Angaben. Sollte der Patient Rückfragen erhalten, können Sie die Rechnung noch korrigieren und angeben, dass es ein kinesiologischer Test war. Manche zahlen, manche nicht. Natürlich dürfen Sie keine Falschangaben machen. Davor warne ich ausdrücklich! Ich selbst arbeite häufig mit Hypnosen und gebe daher in Rechnungen unter anderem als Testverfahren **IAT (ideomotorischer Analyse Test)** an. Für alle Hypnotherapeuten sei erwähnt, dass ich eine analytische Befragung mit ideomotorischer Fingerkontrolle mache. Das entspricht vom Grundprinzip her einem kinesiologischen Test. Manchmal abgelehnt - oft bezahlt!

Beispiel 4:   Gesprächstherapie mit Klopfakupressur

Ziffer	Beschreibung	Honorar
19.2	Psychotherapie	46,00
21.1	Klopfakupressur (psychoth.)	26,00
		72,00

Beispiel 5:   Holotropes Atmen

Ziffer	Beschreibung	Honorar
19.2	Psychotherapie	46,00
20.1	Atemtherapie	26,00
		72,00

Natürlich gehen auch andere Atemtechniken. Man sollte grundsätzlich seine Vorgehensweise begründen können.

Beispiel 6:   Gesprächstherapie, Fantasiereise

Ziffer	Beschreibung	Honorar
19.2	Psychotherapie	46,00
19.8	Behandlung mit Hypnose	26,00
20.1	Atemtherapie (holotr.)	26,00
		98,00

Fantasiereisen fallen grundsätzlich in den Bereich der Hypnose, sofern mit Tranceeinleitungen gearbeitet wird. Hypnotherapeuten wissen, dass Fantasiereisen automatisch in eine Trance führen, insofern als Hypnose anzusehen sind. Das habe ich allerdings noch nie mit einer Versicherung diskutiert. Ist aber auch nicht erforderlich. Wenn ich mit Fantasiereisen behandle, könnte im Zweifelsfall mit einem EEG die Trance gemessen werden. Daher ist es wahrheitsgemäß und fachlich korrekt, Fantasiereisen als Hypnose anzugeben.

Beispiel 7:   Hypnotherapie mit Mesmerismus (psych.)

Ziffer	Beschreibung	Honorar
19.2	Psychotherapie	46,00
18.1	heilmagn. Behandlung (Mesmer)	10,50
19.8	Behandlung mit Hypnose	26,00
		82,50

Heilmagnetismus wurde inzwischen per Gerichtsbeschluss den großen Heilpraktikern zugeschrieben, weil es sich um eine körperliche Einflussnahme handelt. Das stimmt, wenn mit Handauflegen oder rotierenden Handflächenbewegungen körperliche Störungen behandelt werden. Es kann nicht mehr argumentiert werden, dass ein Magengeschwür per Handauflegen behandelt wird und das Psychotherapie sei. Das war aber schon immer suspekt! Ich möchte hier nicht zum Übertreten der gesetzlichen Grenzen auffordern. Keinesfalls! Mir geht es nicht um das Magengeschwür, sondern um die in der Hypnose bekannten Mesmertechniken, die am Kopf durchgeführt werden, um die Trance zu vertiefen. Das ist Psychotherapie.

Beispiel 8:   Große Anamnesesitzung

Ziffer	Beschreibung	Honorar
19.5	Psychologische Exploration	46,00
19.6	Anwendung von Testverfahren	38,50
16.3	HRV Bioresonanz (Stressmarker)	41,00
19.3	Befunderstellung	38,50
		164,00

Bioresonanzgeräte dürfen immer dann eingesetzt werden, wenn damit keine körperlichen Diagnosen möglich sind. Ein typisches Produkt hierfür ist der **Stresspilot**, der die Herzratenvariabilität misst und über ein computergesteuertes Atemtraining Stress reduziert. Die Auswertung des Testes gibt Auskunft über Stressfaktoren und keine Hinweise auf körperliche Erkrankungen. Bei Behandlung von Burnout kann die HRV Bioresonanz beispielsweise eingesetzt werden. Beachten Sie in der obigen Rechnung, dass 19.6 Anwendung von Testverfahren natürlich nur dann abgerechnet werden kann, wenn außer der HRV Messung noch weitere Tests zum Einsatz kommen.

Beachten Sie bitte, dass es sehr widersprüchliche Einschätzung zu Bioresonanzverfahren und zu Heilmagnetismus existieren, auch bei den Berufsverbänden. Grundsätzlich kommt es darauf an, was ich mit diesen Verfahren diagnostizieren kann (nur Psyche bitte!) und was ich damit beeinflussen kann (ebenfalls nur Psyche!) und will.

Beispiel 9: Bioresonanz (Stresspilot)

Ziffer	Beschreibung	Honorar
16.3	HRV Bioresonanztraining	41,00
19.2	Psychotherapie	46,00
		87,00

Auch hier gilt: Nur Bioresonanzverfahren, die Auskunft über psychologische Faktoren wie Stresserleben oder Stimmungslage geben. Diese gibt es aber. Dann sind sie auch zulässig.

Beispiel 10: HRV-Test, Atemtraining zur Entspannung

Ziffer	Beschreibung	Honorar
16.3	HRV Bioresonanztest	41,00
20.1	Atemtraining	31,00
19.1	Psychotherapie	26,00
		98,00

Beispiel 11: HRV, Atemtraining, EFT

Ziffer	Beschreibung	Honorar
16.3	HRV Bioresonanztest	41,00
20.1	Atemtraining	31,00
21.1	Klopfakupressur (EFT)	26,00
19.1	Psychotherapie	26,00
		124,00

Um eine Leistung in Rechnung zu stellen, muss sie zumindest kurz gemacht worden sein. Schreiben Sie also niemals etwas auf, was sie nicht gemacht und dokumentiert haben. Es müssen aber nicht alle Behandlungen gleich lange gedauert haben oder nacheinander gemacht worden sein. Natürlich können Sie während einer Atemübung auch auf Akupressurpunkte klopfen!

Beispiel 12: Eine sehr intensive 90 Minutensitzung

Ziffer	Beschreibung	Honorar
16.3	HRV Bioresonanztest	41,00
20.1	Atemtraining	31,00
21.1	Klopfakupressur (EFT)	26,00
19.2	Psychotherapie	46,00
		144,00

In dieser Sitzung steckt sehr viel Honorar. Natürlich kann es auch einmal vorkommen, dass eine Versicherung eine komplexe Sitzung für eine Überreizung hält oder sie zumindest so einstuft, um weniger zu bezahlen. Bleiben Sie aber Ihrem Therapiekonzept treu. Klienten sind vor allem zufrieden, wenn ihnen geholfen wird. Unterwerfen Sie daher Ihre Leistungen nicht den Anforderungskatalogen der Versicherungen! Wenn Sie die Beispiele etwas studieren, erkennen Sie, dass das richtige, manchmal auch das geschickte, aber immer korrekte Erfassen der Leistungen sehr schnell dazu führt, aus einer Sitzung mehr zu machen als eine einzige Ziffer des GebüH.

Ich empfehle noch einmal, ein festes Sitzungshonorar zu vereinbaren und einen Modus zu entwickeln, wie Sie das Honorar richtig über das GebüH abbilden können. Falls es einmal nicht gelingt, können Sie von den Vorgaben abweichen, beispielsweise 50,00 Euro für 19.2 berechnen. Ihre Rechnung ist dennoch gültig.

Ich möchte Ihnen noch mehr Möglichkeiten der Rechnungsgestaltung vorstellen und Ihnen damit Optionen aufzeigen. Denken Sie daran, dass Sie sich innerhalb der Preisspanne des GebüH frei bewegen können. In den Beispielen habe ich jeweils den Höchstbetrag der einzelnen Leistung angesetzt. Das müssen Sie nicht tun. Tatsächlich gibt es auch einige Versicherungen, die nur den unteren Wert erstatten. Nahezu alle Patienten, die ich bisher in meiner Praxis behandelt habe, vertreten den Standpunkt, dass eine Teilerstattung besser als gar keine Erstattung ist und entscheiden sich deswegen nicht gegen eine Therapie. Möglicherweise gelingt es Ihnen auch bei Ihren Leistungen mit geschickter Kombination mit dem unteren Wert der Preisspanne auszukommen. Das erleichtert die Selbstdarstellung und Argumentation für das geforderte Honorar erheblich.

Nehmen wir einmal an, Sie möchten mit einem festen Sitzungs-honorar arbeiten, können das aber über das GebüH nicht richtig abbilden. Dennoch möchten Sie für Ihre privatversicherten Patienten möglichst erstattungsfreundliche Rechnungen schreiben. Auf dieses Problem werde ich in meinen Kursen häufig angesprochen. Meiner Ansicht nach gibt es hier zwei Möglichkeiten, die jedoch sehr von Ihrer Therapieplanung abhängen. Entweder lassen Sie sich die erste Sitzung im Sinne der Anamnese und Diagnostik besser bezahlen und arbeiten danach mit einem günstigeren Honorar. Auf diesem Wege erreichen Sie dann das angesetzte Sitzungshonorar als Durchschnittswert. Oder aber Sie berechnen für die erste bzw. für bestimmte Sitzungen etwas mehr, sodass Sie auf das Durchschnittshonorar kommen, lassen den Klienten aber konstant bezahlen. Das wäre dann eine Ratenzahlung. Klingt kompliziert? Ist es aber nicht. Ich zeige Ihnen das an einem einfachen Beispiel.

Beispiel 13: vereinbartes Sitzungshonorar 60,00 €

Der Patient wurde mit 5 Sitzungen psychotherapeutische behandelt. Die Therapeutin hat 60,00 € pro Sitzung vereinbart und arbeitet mit verhaltenstherapeutischen Methoden.

Datum	Ziffer	Beschreibung	Anz.	Honorar
20.01.	19.5	Psychologische Exploration	1	45,00 €
20.01.	19.6	Testverfahren (STAI)	1	37,50 €
20.01.	19.3	Befunderstellung	1	37,50 €
27.01.	19.2	Psychotherapie, 60 Min.	1	45,00 €
03.02.	19.2	Psychotherapie, 60 Min.	1	45,00 €
10.02.	19.2	Psychotherapie, 60 Min.	1	45,00 €
17.02.	19.2	Psychotherapie, 60 Min.	1	45,00 €
		Summe		**300,00 €**

Wie Sie erkennen können, wurde die erste Sitzung mit 120,00 € berechnet und alle weiteren mit 45,00 €. Daraus ergibt sich ein Gesamtbetrag von 300,00 €, also 60,00 € pro Sitzung. Ist Ihnen aufgefallen, dass alle Einzelhonorare unterhalb des Maximalwertes des GebüH liegen?

Sie haben zwei Möglichkeiten, die Bezahlung mit dem Patienten zu regeln, wobei ich davon ausgehe, dass Sie jedes Sitzungshonorar in bar kassieren. Beide Möglichkeiten sind praxistauglich.

Variante 1:

Sie klären vorher im Behandlungsvertrag, dass die erste Sitzung 120,00 € kostet und die nachfolgenden 45,00 €. Entsprechend kassieren Sie bei den einzelnen Sitzungen. Achten Sie darauf, dass Sie Ihren Patienten über die Barbeträge Quittungen ausstellen.

Variante 2:

Sie klären vorher im Behandlungsvertrag, dass Sie ein durchschnittliches Honorar von 60,00 € pro Sitzung berechnen, dass einzelne Sitzungen entsprechend günstiger oder teurer sein können. Gleichzeitig vereinbaren Sie, dass in jeder Sitzung 60,00 € zu zahlen sind. Im Einzelfall kann dieser Betrag also eine zu geringe oder zu hohe Zahlung für die Leistung der jeweiligen Sitzung sein. In der Summe stimmt es dann. Da Sie mit Ihren Patienten eine Dienstleistungsbeziehung haben, können Sie auch frei vereinbaren, wie die Leistungen bezahlt werden. Natürlich stellen Sie jeweils Quittungen über 60,00 € aus. Das Datum der Quittungen bzw. die Zahlungsbeträge weichen dann in den Einzelpositionen von der Rechnung ab. Das ist aber kein Problem. Ihr Steuerberater kann damit umgehen. Diese Vorgehensweise ist simpel und selbstverständlich zulässig.

Beide Varianten haben Vor- und Nachteile. Die erste Vorgehensweise ist für Sie einfacher. Bricht Ihr Patient beispielsweise nach der ersten Sitzung ab, so sind keine Rückzahlungen oder Nachzahlungen fällig. Allerdings muss Ihr Patient einen hohen Anfangsbetrag zahlen, was ihn abschrecken könnte. Die zweite Variante ist für Ihren Patienten überschaubarer und einfacher. Bei Therapieabbruch nach der ersten Sitzung werden Sie jedoch eine Rechnung über 60,00 € schreiben müssen. Wenn bereits bar bezahlt wurde, werden Sie Ihren Patienten nicht unbedingt zur Nachzahlung von weiteren 60,00 € überreden, obwohl Sie bei korrekter Vertragsvereinbarung im recht wären. Da Sie mit der

Rechnung aber vor allem ein tatsächliches Sitzungshonorar von 60,00 € abbilden wollten, geht Ihnen nicht wirklich etwas verloren.

Beide Varianten können allerdings dann kompliziert werden, wenn Sie die Therapiedauer nicht abschätzen können. Schauen Sie sich die Rechnung an. Wenn Sie weitere zehn Sitzungen Psychotherapie mit 45,00 € dran hängen, geht Ihr Honorar nicht mehr auf. Natürlich können Sie dann im Zuge der Therapie weitere geeignete therapeutische Maßnahmen zur Anwendung bringen und so auf Ihr Durchschnittshonorar kommen. Nachteil für Sie ist dabei der organisatorische Aufwand und sicherlich das Glaubhaftmachen zusätzlicher Leistungen.

Planen Sie also bitte für Ihre Praxis nach wirtschaftlichen Gesichtspunkten, wie Sie vorgehen möchten. Machen Sie sich dann Gedanken über Vertragsgestaltung und Rechnungsstellung. Wenn Sie eine Routine entwickeln, müssen Sie nicht bei jeder einzelnen Rechnung überlegen, wie Ihr Honorar abgebildet werden kann.

Mögliche Vorgehensweisen bei Anschlussrechnungen

Bleiben wir bei dem vorgestellten Beispiel und nehmen wir an, der gleiche Patient benötigt weitere fünf Sitzungen. Was bedeutet das für die weitere Honorarzahlung und Abrechnung? In der Praxis gibt es wieder einmal zwei häufige Modelle. Viele Kollegen vereinbaren zunächst einmal eine bestimmte Therapiedauer, in unserem Beispiel fünf Sitzungen. Natürlich sollte ein Patient nicht darauf festgelegt werden. Lassen Sie immer die Option, dass die Therapie ohne Nachteile abgebrochen werden kann. Wenn Sie fünf Sitzungen kassieren wollen, nur weil Sie Termine dafür frei gehalten haben, werden Sie wohl Schwierigkeiten mit dem Richter bekommen, wenn der Patient sich gegen die Fortsetzung entscheidet und klagt. Unabhängig von eventuellen juristischen Möglichkeiten einer wasserdichten Vertragsgestaltung für solche Fälle halte ich das für unethisch und lehne es kategorisch ab. Die vereinbarte Therapiedauer von fünf Sitzungen ist also als Honorarvereinbarung für diese Zeitspanne und die zu ihr gehörigen Leistungen zu betrachten. Doch wie geht es nun danach weiter?

Entweder bietet die Therapeutin aus unserem Beispiel weitere Sitzungen, dann für 45,00 €, an und macht diese möglicherweise etwas kürzer. Oder aber sie vereinbart eine neue Therapiesequenz, beispielsweise wieder fünf Sitzungen. Sie könnte dann teilweise die gleichen Rechnungspositionen verwenden. Eine Exploration zum Feststellen des Therapiefortschritts ist kein Problem. Es gilt jedoch, bei der Versicherung glaubhaft zu machen, dass erneut mit einem Test gearbeitet werden muss. Das sollte auch machbar sein. Ein erneuter Befund wird wohl nur von wenigen Versicherungen akzeptiert. Hier müssen andere Leistung eingebaut und natürlich auch durchgeführt werden.

Kann bei der erneuten Vereinbarung das Honorar für Psychotherapie nicht einfach erhöht werden? Grundsätzlich schon. Doch die Versicherung wird nicht einsehen, dass Psychotherapie plötzlich als alleinige Maßnahme teurer werden sollte. Auch bei günstigen Versicherungsbedingungen wird sich die Erstattung beim gleichen Patienten wohl nach dem ursprünglichen Honorar von 45,00 € richten. Für Ihren Patienten ist es also besser, entweder ein gleich bleibendes Honorar für jede Sitzung in Rechnung zu stellen oder einzelne Sequenzen mit dem gewünschten Durchschnittshonorar, wobei die einzelnen Leistungen immer mit dem gleichen Betrag berechnet werden.

Das mag alles auf den ersten Blick kompliziert klingen. Am einfachsten ist es sicherlich, wenn es Ihnen gelingt, Ihre Therapieformen so darzustellen, dass Ihr Sitzungshonorar in jeder einzelnen Sitzung über eine bis drei Ziffern angerechnet werden kann. Sehen Sie sich hierzu noch einmal in Ruhe alle Beispiele an. Natürlich gibt es viele weitere Kombinationsmöglichkeiten. Bereiten Sie am besten einzelne Therapiesequenzen, die Sie häufig durchführen, als Rechnungsvordrucke vor. Das kann schwierig sein, wenn es einmal erledigt wurde, ist es danach nur noch Routine.

Es gibt einige gute Abrechnungsprogramme, die eine einfache Zusammenstellung der Ziffern am PC erlauben, zusätzlich meistens eine komplette Patientenverwaltung. Die meisten Programme bieten das Erstellen von Makros an, was die Arbeit erleichtert. Makro bedeutet, dass Sie im Programm einen Begriff hinterlegen, beispielsweise **Anamnesesitzung** und dann per Mausklick festlegen, welche Ziffern des GebüH dazu gehören. Bei der Erstellung der Rechnung klicken Sie dann nur noch auf das Stichwort **Anamnesesitzung** und die richtigen Ziffern werden in die Rechnung eingefügt.

V. Vorlagen und Muster

Behandlungsvertrag

Zwischen

(Name des Klienten)
nachfolgend Klient genannt

und

(Name der Praxis und des Heilpraktikers für Psychotherapie)
nachfolgend Praxis genannt

1. Alle angebotenen Behandlungen dienen der Feststellung, Behandlung oder der Vorbeugung/Rückfallvorbeugung psychischer Leiden. Die Behandlung ersetzt nicht die Tätigkeit eines Arztes. Mögliche körperliche Ursachen der Beschwerden der Klienten/Klientinnen sind daher immer ärztlich abzuklären.

2. Die Behandlungen sind grundsätzlich als Privatleistung von den Klienten/Klientinnen direkt an die Praxis zu bezahlen. Mögliche Kostenerstattungen durch Leistungsträger (Versicherungen, Zusatzversicherungen) sind in eigener Zuständigkeit zu klären. Die Praxis wirkt ggf. durch das Ausstellen angeforderter Bescheinigungen oder Unterlagen mit, sofern der Klient/die Klientin dies ausdrücklich gestattet. Nach Abschluss der Behandlung erstellt die Praxis eine Rechnung gem. Gebührenverzeichnis für Heilpraktiker (GebüH), auf Wunsch auch nur mit ausgewiesener Gesamtsumme zur Vorlage bei der Einkommenssteuererklärung. Ablehnung einer Kostenerstattung oder eine Teilerstattung haben keinen Einfluss auf das geschuldete Honorar.

Derzeit gelten folgende Honorare:
Ersttermin mit ausführlicher Anamnese: 60 Minuten   *120,00 €*
Folgesitzung zu je 60 Minuten: *80,00 €*

3. Werden vereinbarte Termine vom Klienten/von der Klientin nicht in Anspruch genommen, so sind diese bis jeweils spätestens 24 Stunden vorher abzusagen (Anrufbeantworter, E-Mail). Nicht rechtzeitig abgesagte Termine werden in voller Höhe berechnet, es sei denn, der Klient/die Klientin hat den Ausfall nicht zu vertreten, beispielsweise durch Unfall oder Erkrankung.

4. Über alle Daten und Sachverhalte der Klienten/Klientinnen bewahrt ich Praxis Stillschweigen. Nur auf ausdrücklichen Wunsch und schriftliche Ermächtigung des Klienten/der Klientin werden Teilinformationen weiter, beispielsweise zum Zweck der Kostenerstattung durch Leistungsträger. Die Pflicht zur Verschwiegenheit gilt auf unbegrenzte Zeit, auch nach Abschluss der Behandlung.

5. Dieser Vertrag ist von beiden Seiten jederzeit mit einer Frist von einer Woche kündbar.

_____   _____
Datum, Unterschrift Klient   Unterschrift Heilpr. für Psychotherapie

Anmerkungen zum Behandlungsvertrag

- Juristisch gesehen handelt es sich um einen Dienstleistungsvertrag, der regelt, was der Klient/Patient erwarten kann (Wie wird therapiert?) und was er dafür zu zahlen hat. Es werden also die gegenseitigen Rechte und Pflichten vereinbart. Sofern die Vereinbarungen nicht gegen geltendes Recht verstoßen, sind sie gültig.

- Der Klient hat keinen Anspruch auf Erfolg der Behandlung. Der Therapeut ist verpflichtet, nach bestem Wissen zu handeln, also seine therapeutischen Entscheidungen und Vorgehensweisen auf fachlicher Grundlage und auf Basis seiner Erfahrung zu treffen und grundsätzlich zum Wohle des Klienten zu handeln. Das erfordert nicht, dass der Klient sich wohl fühlt oder sein Leiden geringer wird. Honorarzahlungen sind entsprechend nicht vom Behandlungserfolg abhängig.

- Wer den Begriff Vertrag für nicht passend hält, darf auch Vereinbarung darüber schreiben. Juristisch gesehen handelt es sich um einen Vertrag, unabhängig davon, ob er so bezeichnet wird. Vertragsvordrucke mit ähnlichen Inhalten erhalten Sie auch bei den Berufsverbänden.

- Auch mündliche Verträge haben Gültigkeit, aufgrund der Beweisbarkeit und Nachvollziehbarkeit, empfehle ich schriftliche Verträge.

- Anstelle eines schriftlichen Behandlungsvertrages kann auch ein Merkblatt ausgehändigt werden, dass die Bedingungen der Behandlung regelt. Lassen Sie sich zumindest schriftlich quittieren, dass Sie das Merkblatt übergeben haben.

Information für Privatversicherte

Sehr geehrte privat- oder zusatzversicherte Klientinnen/Klienten,

Private Krankenversicherungen sowie Zusatzversicherungen (GKV) für Heilpraktikerleistungen können die Behandlungen in meiner Praxis teilweise oder ganz erstatten, wobei dies im Ermessen des Versicherers liegt und an die individuellen vertraglichen Regelungen (Versicherungsschein) gebunden ist. Ich mache Sie darauf aufmerksam, dass es möglich ist, dass Ihre Privat- oder Zusatzversicherung die Leistungen eines zugelassenen Heilpraktikers für Psychotherapie oder die in meiner Praxis angebotenen Therapien **_nicht erstattet_**, möglicherweise auch teilweise nicht. Klären Sie Erstattungsmöglichkeiten bitte umgehend ab. Die Tatsache, dass Sie bereits Heilpraktikerleistungen abrechnen konnten, gewährleistet **_keinen Anspruch auf erneute Erstattung_**. Meine Honorare setzen sich aus unterschiedlichen Leistungen zusammen, die ich mit folgenden Ziffern des Gebührenverzeichnis für Heilpraktiker (GebüH) in Rechnung stelle. Die Einzelhonorare liegen innerhalb des empfohlenen Rahmens der GebüH. Folgende Tabelle und Hinweise dienen Ihnen als Gesprächsgrundlage und Ihrem Versicherungsanbieter als Entscheidungsgrundlage.

18.1	Heilmagnetische Tranceinduktion (Mesmer), bis 10 Min.	8,00 €
18.2	Heilmagnetische Tranceführung (Mesmer), bis 20 Min.	26,00 €
19.1	Psychotherapie, bis 30 Min.	26,00 €
19.2	Psychotherapie, 50 Min.	46,00 €
19.3	Psychotherapeutischer Befund	34,00 €
19.4	Psychotherapeutisches Gutachten	15,00 €
19.5	Psych. Exploration mit Beratung, bis 40 Min.	46,00 €
19.6	Anwendung von Testverfahren	34,00 €
19.7	- - -	- - -
19.8	Heilhypnose, bis 20 Min.	26,00 €
39.1	Lichtbestrahlung, einfach	8,00 €
39.2	Lichtbestrahlung; intensiv	10,00 €
200	Tonaufnahme oder Dokumentation der Sitzung	8,00 €
300	Tonträger zum individuellen Verhaltenstraining	10,00 €

Ich arbeite grundsätzlich mit kombinierten Therapien, die psychotherapeutische (19.1, 19.2) Anteile entsprechend Richtlinienverfahren und hypnotherapeutische Anteile beinhalten. Das vom Patienten zu zahlende Honorar beträgt 80,00 € pro Sitzung, im Falle von hypnotischer Regressionstherapie 260,00 € für 3 Stunden und bei Nikotinentwöhnung 260,00 € für eine verlängerte Intensivsitzung (ca. 2 Stunden). Auf Wunsch erstelle ich gerne einen Kostenplan nach einer diagnostischen (probatorischen) Sitzung, vor Aufnahme der eigentlichen Therapie.

Ich weise darauf hin, dass ich alle erbrachten Leistungen in der Rechnung gem. GebüH aufliste, unabhängig davon, ob Ihre Versicherung die Leistungen erstattet. Alle Honorare sind bei den jeweiligen Behandlungsterminen in bar zu bezahlen und sind verbindlich zwischen Therapeut und Patient/Klient vereinbart.

_____	_____
Ausgehändigt am	Unterschrift Heilpraktiker für Psychotherapie

Anmerkungen zum Informationsblatt

- Sie sind nicht verpflichtet, ein detailliertes Infoblatt zu überreichen. Es hat aber Vorteile, denn zumindest sind wir dazu verpflichtet, über mögliche Kostenerstattungen aufzuklären. Wie umfangreich, das bleibt Sache der Auslegung

- Da es sehr viele verschiedene Erstattungsmöglichkeiten gibt, abhängig von dem Versicherungsanbieter und von der individuellen Vereinbarung, die der Klient mit seiner Versicherung getroffen hat, können wir natürlich einfach im Vertrag darauf hinweisen, dass die Modalitäten bei der Versicherung vorher abzuklären sind.

- Das abgedruckte Infoblatt ist ein Beispiel, mehr Information zu verteilen. Es entspricht einem Merkblatt, das ich in meiner Praxis ausgebe und ist entsprechend auf meine Therapien zugeschnitten. Ich habe nur die Positionen aus dem GebüH aufgenommen, die ich tatsächlich auf Rechnungen verwende.

- Mit den Ziffern 200 und 300 habe ich zwei eigene Nummern aufgenommen, da diese Leistung nicht mit den Ziffern des GebüH darstellbar ist, auch nicht analog. Als Hypnosetherapeut zeichne ich teilweise Therapiesequenzen auf, die ich meinen Klienten zur Anwendung zu Hause mitgebe. Es handelt sich also immer um Originalaufzeichnungen aus der letzten Sitzung. Manche Versicherungen erstatten das, andere nicht.

Erhebungsbogen für Erstkontakte

Name, Vorname: _____ Geburtsdatum: _____

Anschrift, Telefon: _____

Vorstellungsgrund/Beschwerden (Spontanbericht): _____

_____

Weitere Symptomatik (Gelenkter Bericht): _____

_____

Welche Untersuchungen/Behandlungen werden/wurden bereits durchgeführt?

☐ Hausarzt   ☐ Somatisch   _____
☐ Facharzt   ☐ Hypnose   _____
☐ Psychotherapeut   ☐ Psychotherapie   _____
☐ Heilpraktiker   ☐ Andere   _____

Körperliche Gesundheit, Vorerkrankungen sowie chronische Erkrankungen:

☐ Herz-Kreislauf _____   ☐ Allergie _____
☐ Blutdruck _____   ☐ OP _____
☐ Schlaganfall _____   ☐ Verletzung _____
☐ Epilepsie _____   ☐ Psychose _____
☐ Organversagen _____   ☐ schwanger? _____

Weitere Erkrankungen/Anmerkungen _____

Psychotrope Substanzen, Medikamente, Suchtmittel, illegale Drogen:

☐ Alkohol, Nikotin   _____
☐ illegale Drogen   _____
☐ Medikamente   _____

Honorarvereinbarung (Barzahlung pro Sitzung):
Einzelsitzung Psychotherapie, Hypnose (60-90 Minuten): **80,00 Euro**
Reinkarnationsanalyse (bis 3 Stunden, inkl. Dokumentation): **260,00 Euro**

Weitere Bemerkungen oder Vereinbarungen: _____

Die Sitzungen sind als Privatleistungen grundsätzlich und in voller Höhe beim jeweiligen Termin in bar zu bezahlen. Gesetzliche Krankenkassen erstatten die Kosten nicht. Privatversicherte klären in eigener Zuständigkeit mögliche Teil/-erstattungen und reichen angeforderte Belege, die wir gerne ausstellen, bei ihrem Versicherer ein. Nach Abschluss der Behandlung erhält der Klient eine Rechnung nach den Ziffern der GebüH. Die Abrechnung nach GebüH stellt keine Garantie für eine Kostenerstattung dar. Privatversicherungen können nach eigenen Kriterien über Anerkennung und Erstattung bzw. Teilerstattung von Heilpraktikerleistungen (Psychotherapie) entscheiden. Der Klient hat ein Merkblatt zur Behandlung und Honorarzahlung/Abrechnung erhalten.

_____   _____
    Unterschrift Therapeut.   Unterschrift Klient/Klientin

Anmerkungen zum Anamnesebogen

- Bei dem vorgestellten Erhebungsbogen handelt es sich um eine Grundversion, die ich mit allen Klienten ausfülle. Im Einzelfall sind sicherlich weitere Fragen angebracht oder es werden spezielle Fragebögen zur Erfassung von Angst, Zwang, ADHS etc. benutzt.

- Klienten müssen nicht alles quittieren und bestätigen. Es geht nicht darum, die Verantwortung des Therapeuten mit dem Klienten zu teilen oder gar diese abzuwälzen. Entscheiden, Sie selbst, was Ihr Klient unterschreiben soll und was nicht.

- Der abgebildete Anamnesebogen bezieht sich vor allem auf mögliche Kontraindikationen für Hypnoseanwendungen. Jeder Therapeut sollte gegen Unfälle und gegen Fehler in der Arbeit versichert sein. Kunstfehler sind wohl selten. Erleidet ein Epileptiker jedoch einen Anfall in meiner Praxis, so wäre das zumindest eine Fahrlässigkeit meinerseits, da Epilepsie zu den Kontraindikationen der Hypnose gehört. Es ist selbstverständlich, dass ich als Hypnosetherapeut nach dem Vorliegen einer Epilepsie frage. Mit Hilfe des Grundanamnesebogens kann ich jederzeit nachweisen, dass ich die Frage gestellt habe und dass der Klient keine Epilepsie angegeben hat. Sollte er sie angegeben haben, hätte er umgekehrt die berechtigte Möglichkeit, Ansprüche geltend zu machen, da ich mit Einsatz der Hypnose falsch oder zumindest fahrlässig gehandelt hätte.

- Achten Sie bei Ihrem Anamnesebogen vor allem auf das Abfragen von Kontraindikationen Ihrer Methoden. Sicherlich kennen Sie aufwändigere Erhebungsvordrucke. Entscheiden Sie selbst, wie viel Sie von Ihrem Klienten wissen müssen, um therapeutisch mit ihm zu arbeiten. Ich bin Gesprächstherapeut (nach Carl Rogers) und Hypnosetherapeut. Mir genügen die Angaben aus dem abgebildeten Bogen. Dass im Einzelfall noch mehr gefragt und besprochen wird, habe ich bereits erwähnt.

Name und Anschrift des
Heilpraktikers für Psychotherapie

Name und Anschrift
des Klienten

Rechnung Nr. *238*   Datum: *24.02.2012*

Patient/in: *Name des Klienten*
Diagnose/n: *Diagnose nach ICD-10*

Für meine Leistungen erlaube ich mir wie folgt zu berechnen:

Datum	GebüH	Leistungsbeschreibung	Anzahl	Honorar	Gesamt
10.01.	19.3	Psychotherapeutischer Befund	1,00	34,00	34,00
	19.5	Psychologische Exploration	1,00	46,00	46,00
24.01.	19.2	Psychotherapie, 50 Min. Dauer	1,00	46,00	46,00
	19.8	Heilhypnose, bis 20 Min Dauer	1,00	26,00	26,00
	200	Tonaufnahme (CD, bis 20 Min)	1,00	8,00	8,00
31.01.	19.2	Psychotherapie, 50 Min. Dauer	1,00	46,00	46,00
	19.8	Heilhypnose, bis 20 Min Dauer	1,00	26,00	26,00
	18.2	Heilmagnetische Tranceinduktion	1,00	8,00	8,00
07.02.	19.2	Psychotherapie, 50 Min. Dauer	1,00	46,00	46,00
	19.8	Heilhypnose, bis 20 Min Dauer	1,00	26,00	26,00
	200	Tonaufnahme (CD, bis 20 Min)	1,00	8,00	8,00
14.02.	19.2	Psychotherapie, 50 Min. Dauer	1,00	46,00	46,00
	19.8	Heilhypnose, bis 20 Min Dauer	1,00	26,00	26,00
	18.2	Heilmagnetische Tranceinduktion	1,00	8,00	8,00
24.02.	19.2	Psychotherapie, 50 Min. Dauer	1,00	46,00	46,00
	19.8	Heilhypnose, bis 20 Min Dauer	1,00	26,00	26,00
	200	Tonaufnahme (CD, bis 20 Min)	1,00	8,00	8,00

Gesamt € 480,00

Die berechneten Leistungen wurden zum Zweck der Feststellung, Behandlung oder Rückfallvorbeugung psychischer Leiden gem. ICD-10 erbracht und sind als heilkundliche Tätigkeiten von der Umsatzsteuer befreit. Höhe und Zahlungsbedingungen der Honorare wurden vor Beginn mit dem Patienten vereinbart. Die aufgeführten Leistungen wurden im Zuge der Behandlung in bar bezahlt.

Anmerkungen zum Rechnungsvordruck

- Rechnungen werden fortlaufend nummeriert und zwar in der Reihenfolge der Ausstellung. Sie können mit 001 beginnen und dann weiterzählen oder andere Nummernsysteme benutzen, beispielsweise die Jahreszahl voranstellen und dann weiterzählen (11001, 11002, 11003). Entscheidend ist, dass es sich um eine lückenlos fortlaufende Nummer handelt.

- Natürlich gilt auch für Rechnungen die Pflicht zum Datenschutz. Sie können sich also weigern, eine Diagnose anzugeben oder sich das vom Klienten erlauben lassen. In der Regel enthält der Versicherungsvertrag des Klienten eine Klausel, die besagt, dass Erstattungen nur erfolgen, wenn eine Diagnose offen gelegt wird (auch für Arztbesuche). Klären Sie Ihre Klienten auf. Schwierigkeiten sind dabei nicht zu erwarten. Oder schreiben Sie einen Hinweis in Ihr Merkblatt!

- Der Hinweis auf die Heilkundetätigkeit am Ende der Rechnung ist nicht erforderlich. Ich schreibe ihn immer dazu, um klar zu stellen, dass es sich nicht um Lebensberatung, Coaching oder Beratung, sondern um eine Heilkundeleistung handelt. Rückfragen bezüglich der „fehlenden" Umsatzsteuerangabe können so vermieden werden. Heilkundeleistungen sind umsatzsteuerfrei!

- Der Hinweis über die vorherige Vereinbarung der Honorarhöhe und der erfolgten Barzahlung soll vor allem klarstellen, dass der Klient bereits mit der Zahlung belastet wurde. Andererseits ist es ein Buchungshinweis für die Buchführung der Praxis oder den ausführenden Steuerberater der Praxis, da kein Kontoeingang des Klienten erfolgt, sondern eine Barzahlung gebucht wird.

VI. Aus der Praxis für die Praxis

Aus der Praxis für die Praxis

Ich möchte Ihnen mit diesem Buch nicht nur zeigen, wie Sie in Ihrer Praxis vorgehen können, um korrekt und sinnvoll abzurechnen. Ich erläutere Ihnen gerne, wie ich es in meiner Praxis mache. Informationen hierzu finden Sie auch auf meiner Homepage *www.praxissimon.de*. Dort finden Sie immer meine aktuellen Merkblätter, meinen Anamnesebogen und/oder Verträge mit den Klienten.

Ich weise jedoch noch einmal darauf hin, dass Sie Ihre Unterlagen in eigener Verantwortung erstellen müssen und selbst die Verantwortung für die Richtigkeit tragen. Betrachten Sie bitte dieses Buch als Ratgeber aus der Praxis, wobei ich mich bemüht habe, Fehler zu vermeiden und juristisch korrekt zu handeln. Ich kann nicht garantieren, dass die vorgestellten vertraglichen Vereinbarungen und Abrechnungsmodalitäten von jedem Juristen gleich eingeschätzt würden. Meiner Kenntnis nach entsprechen die Erfahrungen und Abläufe, die ich hiermit weitergebe, sowohl den gesetzlichen Grundlagen als auch den Bedingungen an Abrechnungen über private Krankenversicherungen. Zumindest habe ich noch keine Rückmeldung von Versicherungen oder Klienten erhalten, dass meine Rechnungen oder Informationsblätter als inhaltlich oder juristisch problematisch eingeschätzt wurden. Ich verweise dennoch deutlich darauf, dass ich keine juristische Garantie für meine Aussagen übernehmen kann und mit diesem Buch keine Rechtsberatung machen möchte.

Beachten Sie außerdem, dass die abgebildeten Merkblätter, Verträge, Rechnungen und der Anamnesebogen inhaltlich auf meine spezifische Arbeit als Hypnosetherapeut zugeschnitten sind und sich von Zeit zu Zeit ändern. Es wird also erforderlich sein, dass Sie einiges anpassen, hinzunehmen oder weglassen. Es sollte jedoch aufgrund meiner Vorlagen möglich sein, sehr leicht eigene Dokumentvorlagen zu erstellen.

So läuft es in meiner Praxis (Ingo Michael Simon):

- Ich fülle im Anamnesegespräch mit meinen Klienten einen Erhebungsbogen aus, den ich anschließend vom Klienten quittieren lasse. Natürlich bestätigt der Klient nur, dass ich die Fragen des Anamnesebogens mit ihm besprochen habe und dass er gemäß meiner Eintragungen auf dem Bogen geantwortet hat.

- Auf dem Anamnesebogen gibt es einen deutlichen Hinweis auf das Merkblatt und eine Bestätigung, dass der Klient es erhalten hat. So leistet er nur **eine** Unterschrift und quittiert mir damit die Anamnese, die Behandlungsbedingungen (Vertrag) und die erfolgte Aufklärung über mögliche Kostenerstattungen bzw. über die Möglichkeit, dass diese ausbleibt.

- Das Merkblatt ist ein beidseitig bedrucktes Blatt, das auf der Vorderseite den Text des Behandlungsvertrages (Punkt 1-5) enthält, wobei als Überschrift nicht Behandlungsvertrag sondern **Merkblatt für Klienten** steht. Auf der Rückseite ist das Infoblatt für Privatversicherte abgedruckt.

- Das Merkblatt wird bei der Übergabe von mir unterschrieben und mit Datum versehen.

- Jede Sitzung wird in bar bezahlt. Die Zahlung quittiere ich auf einem Quittungsblock mit Datum und Stempel der Praxis.

- Nach Abschluss der Therapie erstelle ich eine Rechnung, die alle Leistungen enthält und nach GebüH auflistet. Braucht der Klient die Rechnung zur Vorlage beim Finanzamt, so erstelle ich eine Rechnung mit einem ausgewiesenen Gesamtbetrag. Aus der Rechnung muss ebenfalls hervorgehen, dass es sich um eine Heilpraktikerleistung handelt. Diagnosen gehen das Finanzamt nichts an!

Auf den Seiten 56, 57 finden Sie zwei Varianten der gleichen Rechnung, die erste zur Vorlage bei einer Versicherung und die zweite zur Vorlage beim Finanzamt. Selbstverständlich kann ein Klient immer eine Rechnung nach Variante 1 erhalten und auch diese dem Finanzamt vorlegen. Meine Klienten entscheiden selbst, welche Art der Rechnung sie haben möchten.

So berechne ich meine Sitzungen für Einzeltherapie (jeweils 80,00 Euro pro Sitzung) zum Zeitpunkt der Drucklegung dieses Buches:

Erste Sitzung mit Anamnese und Planung (80,00 €)

19.5	Psychologische Exploration	46,00
19.3	Befunderstellung	34,00
		80,00

Folgesitzungen, je nach Methoden (80,00 €)

19.2	Psychotherapie	46,00
19.8	Heilhypnose	26,00

Je nach Vorgehensweise kommt eine der folgenden Positionen hinzu:

18.1	Heilm. Tranceinduktion (Mesmer)	8,00
39.1	Lichtbestrahlung, einfach	8,00
200	Tonaufnahme der Sitzung	8,00

Die Tonaufnahme setze ich mit einer eigenen Ziffer an, die im GebüH nicht enthalten ist. Es gibt keine Ziffer, die zur Analogabrechnung geeignet wäre. Die Tonaufnahme dient nicht meiner Dokumentation, sondern wird dem Klienten am Ende der Sitzung auf CD gebrannt und übergeben. Zwischen den Sitzungsterminen arbeitet der Klient zu Hause nach einem individuellen Plan damit weiter. Insofern handelt es sich um eine therapeutische Leistung. Natürlich ist das eine sehr persönliche Vorgehensweise meiner therapeutischen Arbeit. Nicht alle psychotherapeutischen Sitzungen eignen sich zur Aufzeichnung einer Sequenz.

Anmerkung zu Tonaufnahmen:

Ich nehme nur meine eigene Stimme auf und spreche das mit meinen Klienten ab. Die Klienten selbst bleiben anonym. Ich spreche sie dabei nicht mit Namen an. Bei Aufnahmen von Gesprächssequenzen (Dialogen) muss der Klient auf jeden Fall zustimmen.

Wenn Sie Tonaufnahmen mit Musik machen oder Musik in Ihren Sitzungen laufen lassen, was bei hypnotherapeutischen Anwendungen üblich ist, achten Sie bitte darauf, nur Musik zu benutzen, die dafür freigegeben ist. In der Regel müssen Sie hierfür eine Lizenzgebühr bezahlen. Für individualisierte Aufnahmen, die für jeden Klienten neu erstellt werden (also nicht als Massenware verkauft oder in Serie produziert werden) ist die Lizenzgebühr meist gering (maximal 50,00 €) und wird häufig über den Kaufpreis abgegolten.

Spezialangebot Rückführungen / Reinkarnationstherapie

Hypnotische Rückführungssitzungen (Zeitregression in die Kindheit oder in ein vergangenes Leben) gehören in fast jeder Hypnosepraxis zum Standardrepertoire. Ich arbeite mit einer Sitzungslänge von etwa 3 Stunden und berechne das als doppelte Sitzung. Aus der Rechnung ist nicht zu erkennen, dass es sich um eine Reinkarnationssitzung handelt. Das muss auch nicht offen gelegt werden. Folgende Ziffern kommen in der Rechnung vor:

19.5	Psychologische Exploration		46,00
19.6	Anwendung von Testverfahren		34,00
19.2	Psychotherapie	2	92,00
19.8	Heilhypnose	2	52,00
18.2	Heilmag. Tranceführung (Mesmer)		26,00
300	Tonaufnahme der Sitzung		10,00
			260,00

Natürlich filtern einige Versicherungen die eine oder andere Position aus der Rechnung und bezahlen diese nicht. Bei den meisten Klienten bleiben zumindest die Positionen 19.5, 19.6, 19.2 als erstattungsfähig übrig. Meine Erfahrung zeigt, dass in vielen Fällen und tatsächlich immer häufiger auch die anderen Ziffern erstattet (oder teilerstattet) werden. Es hat sich in der Praxis als sinnvoll erwiesen, detaillierte Rechnungen zu schreiben und damit zu unterstreichen, dass es sich um strukturierte Therapie handelt. Auf den nächsten beiden Seiten finden Sie die beiden Varianten einer Beispielrechnung zur Vorlage bei der PKV und zum Einreichen beim Finanzamt mit der Steuererklärung.

Hugo Heiler - Heilpraktiker für Psychotherapie
Auf der Couch 44 - 99999 Psychodorf

Karla Klientin
Sorgenweg 13
99999 Psychodorf

Rechnung Nr. 238   Datum: 24.02.2012

Patient/in: Karla Klientin
Diagnose/n: F42.1 G (Waschzwang)

Für meine Leistungen erlaube ich mir wie folgt zu berechnen:

Datum	GebüH	Leistungsbeschreibung	Anzahl	Honorar	Gesamt
10.01.	19.3	Psychotherapeutischer Befund	1,00	34,00	34,00
	19.5	Psychologische Exploration	1,00	46,00	46,00
24.01.	19.2	Psychotherapie, 50 Min. Dauer	1,00	46,00	46,00
	19.8	Heilhypnose, bis 20 Min Dauer	1,00	26,00	26,00
	200	Tonaufnahme (CD, bis 20 Min)	1,00	8,00	8,00
31.01.	19.2	Psychotherapie, 50 Min. Dauer	1,00	46,00	46,00
	19.8	Heilhypnose, bis 20 Min Dauer	1,00	26,00	26,00
	18.2	Heilmagnetische Tranceinduktion	1,00	8,00	8,00
07.02.	19.2	Psychotherapie, 50 Min. Dauer	1,00	46,00	46,00
	19.8	Heilhypnose, bis 20 Min Dauer	1,00	26,00	26,00
	200	Tonaufnahme (CD, bis 20 Min)	1,00	8,00	8,00
14.02.	19.2	Psychotherapie, 50 Min. Dauer	1,00	46,00	46,00
	19.8	Heilhypnose, bis 20 Min Dauer	1,00	26,00	26,00
	18.2	Heilmagnetische Tranceinduktion	1,00	8,00	8,00
24.02.	19.2	Psychotherapie, 50 Min. Dauer	1,00	46,00	46,00
	19.8	Heilhypnose, bis 20 Min Dauer	1,00	26,00	26,00
	200	Tonaufnahme (CD, bis 20 Min)	1,00	8,00	8,00

Gesamt € 480,00

Die berechneten Leistungen wurden zum Zweck der Feststellung, Behandlung oder Rückfallvorbeugung psychischer Leiden gem. ICD-10 erbracht und sind als heilkundliche Tätigkeiten von der Umsatzsteuer befreit. Höhe und Zahlungsbedingungen der Honorare wurden vor Beginn mit dem Patienten vereinbart. Die aufgeführten Leistungen wurden im Zuge der Behandlung in bar bezahlt.

Hugo Heiler - Heilpraktiker für Psychotherapie
Auf der Couch 44 - 99999 Psychodorf

Karla Klientin
Sorgenweg 13
99999 Psychodorf

Rechnung Nr. 238   Datum: 24.02.2012

Patient/in: Karla Klientin
Diagnose/n: ---

Für meine Leistungen erlaube ich mir wie folgt zu berechnen:

Datum	GebüH	Leistungsbeschreibung	Anzahl	Honorar Gesamt
24.02.	100	Gesamthonorar für Beratungen und Behandlung (10.01.-24.02.)	1	480,00

Gesamt € 480,00

Die berechneten Leistungen wurden zum Zweck der Feststellung, Behandlung oder Rückfallvorbeugung psychischer Leiden gem. ICD-10 erbracht und sind als heilkundliche Tätigkeiten von der Umsatzsteuer befreit. Höhe und Zahlungsbedingungen der Honorare wurden vor Beginn mit dem Patienten vereinbart. Die aufgeführten Leistungen wurden im Zuge der Behandlung in bar bezahlt.

Schlussbemerkung

Sicherlich haben Sie verstanden, dass es gar nicht so schwer ist, eine korrekte Rechnung als Heilpraktiker für Psychotherapie zu schreiben. Je nach Höhe Ihres Honorars und nach Ihren Methoden wird es vielleicht etwas zeit beanspruchen, bis Sie für Ihre Abläufe den besten Weg gefunden haben. Probieren Sie einmal verschiedene Möglichkeiten der Darstellung Ihres Honorars und Ihrer Leistungen mit Hilfe des Gebührenverzeichnisses aus, dann werden Sie schnell eine geeignete Variante finden. Lassen Sie sich bitte nicht von Experten verunsichern, die zu wissen glauben, dass Ihre Klienten keine Erstattungen bekommen. Ich hätte mir weder die Arbeit zum Erstellen detaillierter Infoblätter oder Rechnungen nach GebüH gemacht, noch hätte ich dieses Buch jemals geschrieben, wenn ich es nicht besser wüsste!

Für Ihre Praxis wünsche ich Ihnen viel Erfolg, zufriedene Kunden und eine funktionierende Verwaltungsorganisation!

Ingo Michael Simon

Die weiß-blaue Reihe

Wir möchten Ihnen hier die Bücher der weiß-blauen Reihe vorstellen. Es handelt sich um Bücher zur Vorbereitung auf die eingeschränkte Heilpraktikerprüfung (Psychotherapie) Weitere Bücher des Autors zur Prüfungsvorbereitung, sowie Hypnosebücher und Trancegeschichten, finden Sie im Buchhandel und auf der Homepage *www.praxissimon.de*

Simon, I. M.: Heilpraktiker für Psychotherapie. Die weiß-blaue Reihe, Band 1: Prüfungswissen. Zur Vorbereitung auf die Amtsarztprüfung. Norderstedt: Books on Demand 2010. ISBN: 978-3-8334-9867-1

Simon, I. M.: Heilpraktiker für Psychotherapie. Die weiß-blaue Reihe, Band 2: Die schriftliche Prüfung. Norderstedt: Books on Demand 2010. ISBN: 978-3-8370-0347-5

Simon, I. M.: Heilpraktiker für Psychotherapie. Die weiß-blaue Reihe, Band 3: Die mündliche Prüfung. Norderstedt: Books on Demand 2010. ISBN: 978-3-8334-9868-8

Simon, I. M.: Heilpraktiker für Psychotherapie. Die weiß-blaue Reihe, Band 4: 20 Fallbeispiele. Norderstedt: Books on Demand 2010. ISBN: 978-3-8370-1090-9